JN450199

현대인들을 위한 **식생활과 건강**

PREFACE

본 교재는 우리나라 표준교육과정에서 제시하고 있는 수업목표의 내용을 중점으로 하여 개발하였습니다.

주요 내용들은 식생활과 건강의 상관관계를 알아보기 위해 한국인의 식생활과 식품섭취 변화 및 기대여명, 주요사망 질병원인 등을 살펴보았습니다. 또한 올바른 식생활과 건강한 삶을 위한 웰빙습관을 제시하고 소비자의 제품선택 기준에 대한 내용을 기술하였습니다. 식품의 중요성을 강조하고 식품의 주요 역할 및 갖추어야 할 조건, 올바른 식품의 선택방법과 식품의 안전성을 확보하는 방안, 올바른 식생활과 건강을 위한 예방책으로 식중독의 종류 및 원인과 관리책을 제시하였습니다.

환경오염에 따른 내분비계 장애물질(환경호르몬)의 문제점이 대두되고 있는 요즘 좀 더 세부적인 내분비계 장애를 유발할 수 있는 물질의 종류과 작용기전, 생태계 및 인체에 직접적인 영향과 관리방안을 살펴보았습니다.

내분비계 장애물질(환경호르몬)의 위험성을 알고 내분비계 장애물질(환경호르몬)의 사용 위험성에 대해 강조하였으며, 유전자 재조합 식품의 정의 및 국내외 동향에 대해서도 살펴보았습니다.

또한 식품표시제도에 대해 알아보고 그 필요성 및 표시사항과 영양소의 종류별 기능과 섭취기준을 제시하고 영양소의 소화 및 운반과 배설과정 및 면역, 영양소 결핍증, 식품별 성분과 영양, 우리나라 전통식품과 식품의 특수성분에 대해서도 정리하여 수록하였습니다.

올바른 식생활 지침을 통한 건강을 유지하고 개선시키기 위한 방법을 수행하기 위한 기초적인 정보들을 제시하고 올바른 식생활의 중요성과 구체적인 실천방향을 알고 행동수정요법을 스스로 실천해하고자 하는 자기주도적인 건강생활습관을 이어져 나아갈 수 있도록 길라잡이 역할을 하였으면 하는 바램으로 마무리하고자 합니다.

하루하루의 생활이 모여 건강한 심신을 만들고 영위할 수 있다는 점을 재차 강조드리며, 본 교재가 출간될 수 있도록 도움을 주신 도서출판 구민사 조규백 대표님과 여러분들께 감사의 말씀을 전하고 싶습니다.

2014.8.18 저자 올림

Ⅰ 식생활과 건강의 관계

Ⅱ 식품의 역할과 조건

Ⅲ 식품의 안전성

Ⅳ 식중독

Ⅴ 내분비계 장애물질(환경호르몬)

Ⅵ 유전자 재조합 식품의 정의 및 국내외 동향

Ⅶ 식품표시제도

Ⅷ 영양소

Ⅸ 영양소의 소화와 흡수작용

Ⅹ 영양소의 운반과 배설

Ⅺ 영양과 면역, 결핍증

Ⅻ 식품별 성분과 영양 - 웰빙 식생활과 건강, 라이프사이언스

CONTENTS

XII 우리나라 전통식품

XIII 식품의 특수성분(기본 맛과 색)

현대인들을 위한 식생활과 건강

현대인들을 위한 식생활과 건강

Ⅰ

식생활과 건강의 관계

1 한국인의 식생활과 식품섭취변화 추이

- 1960년대 : 새마을 운동 전개 ⇒ 제분산업 발달
- 1970년대 : 산업의 발달 ⇒ 곡류 소비량은 감소, 육류·난류·어패류 등의 동물성식품 소비량 증가
- 1980년대 : 고도의 경제성장과 산업화의 급격한 신장
  ⇒ 식품산업과 외식산업 급격히 발달
- 1990년대 : 외래 식생활 형태의 정착과 식품가공업 발달
  ⇒ 외래식품과 우리나라 식품의 혼합

[출처 : 식생활과 건강(파워북, 김선효 외)]

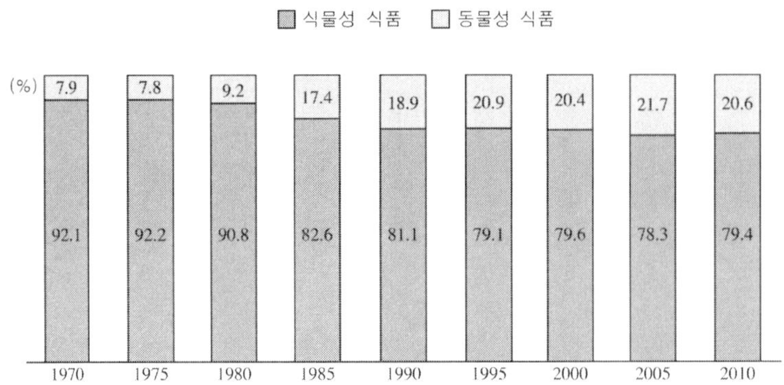

≫ 한국인의 식물성 식품과 동물성 식품 섭취량 비율 변화 추이(1인 1일당 평균)

[출처 : 식생활과 건강(파워북, 김선효 외)]

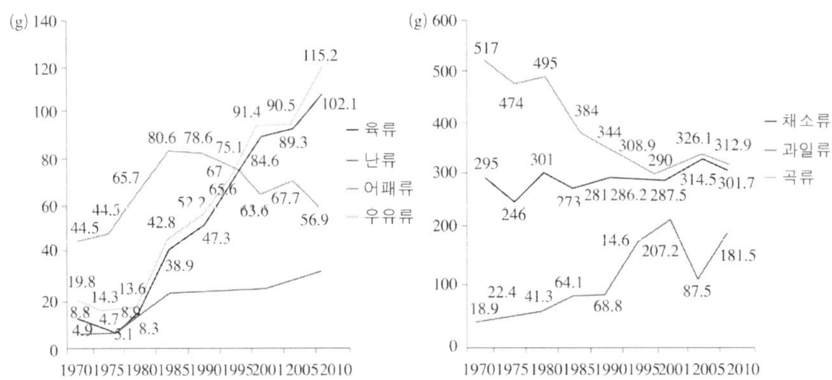

[출처 : 식생활과 건강(파워북, 김선효 외)]

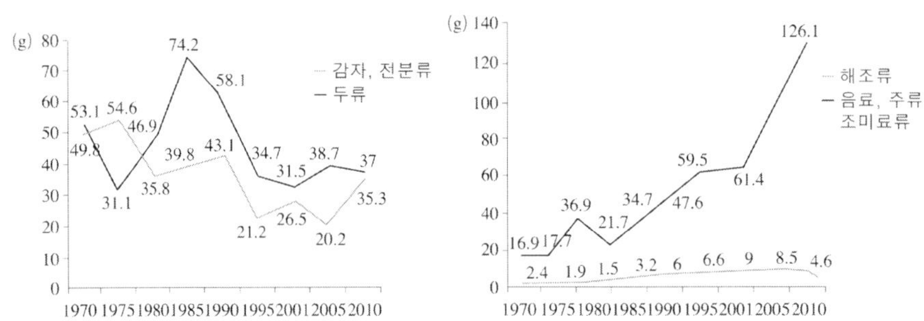

≫ 한국인의 식품군별 섭취량 변화 추이(1인 1일당 평균)

[출처 : 식생활과 건강(파워북, 김선효 외)]

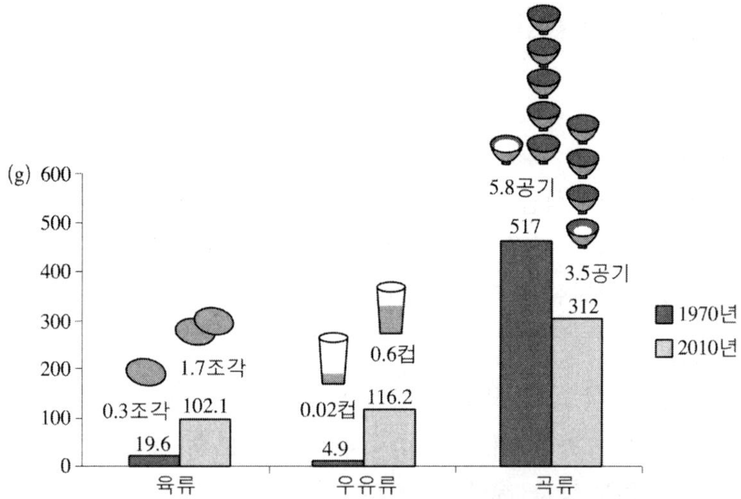

» 한국인의 1970년과 2010년의 주요 식품 섭취량 비교

[출처 : 식생활과 건강(파워북, 김선효 외)]

2 한국인을 위한 식생활 목표

[(사)한국영양학회, 한국인 영양섭취기준 개정판, 2010]

- 신체활동량과 균형을 이루도록 에너지 섭취를 한다.
- 칼슘, 철, 비타민 A, 비타민 C, 리보플라빈의 섭취를 늘린다.
- 지방은 연령층에 적절한 범위 내에서 섭취한다.
- 소금은 1일 5그램 이하로 섭취한다.
- 건강한 평균체중을 유지한다.
- 건전한 식생활을 유지한다.
- 전통 식생활을 발전시킨다.
- 위생적으로 식품을 관리한다.
- 음식의 낭비를 줄인다.
- 1일 알코올 섭취량을 4그램 이하로 제한한다.

3 한국인을 위한 식생활 지침

[(사)한국영양학회, 한국인 영양섭취기준 개정판, 2010]

▲ 권장사항

- 매일 골고루 각 식품군을 섭취할 수 있도록 한다.
- 활동량을 늘리고 건강 체중을 유지할 수 있도록 한다.
- 위생적이고 안전한 음식을 적절하게 섭취하도록 한다.

▲ 제한 사항

- 짠 음식은 줄이고, 음식을 싱겁게 먹도록 한다.
- 지방이 많은 고기나 튀긴 음식 섭취를 줄이도록 한다.
- 음주의 횟수와 양을 제한할 수 있도록 한다.

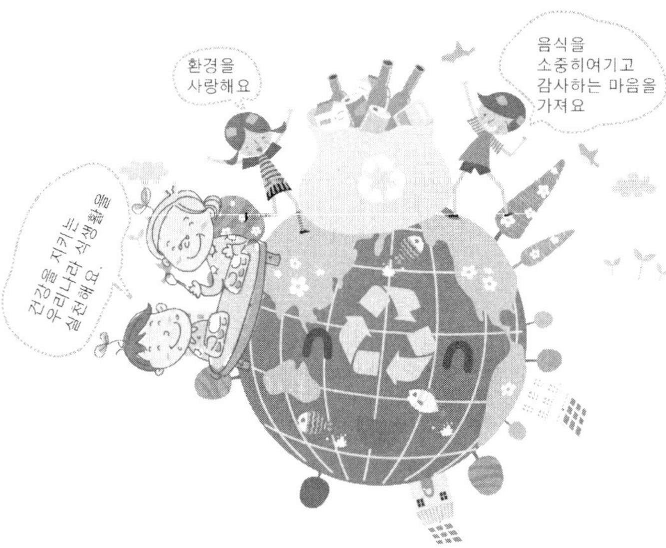
환경을 사랑해요
음식을 소중히여기고 감사하는 마음을 가져요
건강을 지키는 우리나라 식생활을 실천해요.

4 건강한 삶의 개념

① 건강은 '삶의 질'을 높이는 기본요소라 할 수 있다.

→ 몸과 마음이 건강상태를 유지하는 것

→ 건강을 지키고, 삶의 질을 높이는 기반

② 세계보건기구(WHO)의 건강에 대한 정의

"건강이란, 병이 없거나 허약함이 없는 것만이 아니라 신체적으로나 정신적, 사회적으로 안녕한 상태를 말한다."

5 웰빙과 로하스의 삶을 위한 웰빙 생활습관

① 웰빙(Well-bing)의 개념

육체적, 정신적 건강의 조화를 통해 행복하고 아름다운 삶을 추구하는 삶의 유형이나 문화를 말한다.

② 로하스(LOHAS)의 개념(Lifestyle of Health And Sustainability)

정신적·육체적 건강과 함께 환경보전(環境保全)을 중시하는 생활방식을 뜻한다.

③ 웰빙생활습관(미국스콧 니어링 박사)

- 적정량의 저지방과 유기농식품 섭취에 힘쓰도록 한다.
- 흡연삼가, 절주 및 금주를 실천하도록 한다.
- 천연화장품과 천연세제를 사용할 수 있도록 한다.
- 자주 환기를 시켜 주어 쾌적한 실내 환경을 유지하도록 한다.
- 1주일에 3회 이상 규칙적인 운동을 시행하도록 한다.
- 가족간 화합을 통한 행복지수를 높일 수 있도록 한다.
- 동료간의 무분별한 과도한 경쟁을 되도록 피하고, 자신의 목표를 세워 목표를 달성해 낼 수 있도록 한다.
- 일찍 기상하여 클래식 음악, 독서, 명상, 공연관람 등 취미생활로 스트레스를 풀 수 있도록 한다.
- 정기적인 사회봉사 활동으로 보람을 느껴 마음의 기쁨과 평화를 유지할 수 있도록 한다.
- 주말농장 등 교외활동으로 가족과 함께 즐거운 시간을 보낼 수 있도록 한다.

6 로하스를 생각하는 소비자의 제품선택과 기준

- 친환경적인 제품선택을 하도록 하다.
- 환경보호에 적극적인 제품을 구매하도록 한다.
- 재생원료를 사용한 제품을 구매하도록 한다.
- 지구환경에 미칠 영향을 고려하여 구매하도록 한다.
- 로하스 소비자의 가치를 공유하는 기업제품을 선호하도록 한다.

II

식품의 역할과 조건

▲ 식품의 역할

- 올바른 식품선택과 균형 잡힌 식생활은 생명과 건강 유지에 매우 중요한 역할을 한다.
- 섭취하는 식품의 종류가 성격이나 지능, 정신활동에 영향을 끼친다고 할 수 있다.

▲ 식품이 갖추어야할 조건

- 식품은 사람에게 필요한 영양소를 한 가지 이상 가지고 있어야 한다.
- 유해하지 않은 천연식품, 반 조리식품, 조리식품, 가공식품 등으로 총칭한다.
- 영양가, 안전성, 기호성, 경제성, 기능성 등의 조건 갖추어야 한다.

1 식품의 선택과 보관

1) 식품의 표시

식품, 식품첨가물, 기구와 용기·포장지에 문자·숫자 또는 도형을 기재하여 표시하여야 한다.

① 식품표시의 중요 역할

- 식품의 제품명, 원료, 유통기한, 보존방법, 영양성분 등의 정보들을 제공한다.
- 식품의 건전한 유통과 안전성 확보

2) 식품의 유통기한

- 식품의 제조·유통업자가 소비자에게 유통하거나 판매하는 것을 허용하게 되는 마지막 날을 기재한다.
- 식품의 제조일자, 포장일자, 품질유지기한, 소비기한 등을 표시한다.

3) 식품의 원재료 표시

- 식품을 만들 때 많이 사용한 순서에 따라 원재료명(식품 첨가물 포함)을 다섯 가지 이상 표시하도록 규정하고 있다.
- 식품첨가물의 경우 다른 원재료와 구별 없이 표시하기도 하고, 사용량이 적을 경우 표시하지 않기도 한다.

4) 식품의 영양표시

- 영양성분 표시, 영양강조 표시, 건강강조 표시 등을 포함하여 나타내도록 하고 있다.
- 표시대상 식품은 건강기능식품(특수 영양 보충 식품, 건강 보조 식품 등)과 기타 영양 강조 표시가 필요한 식품들이라 할 수 있다.

▌영양표시(식약처)

영양소	표시단위	표시방법	"0"으로 표시 할 수 있는 양
열량	kcal	가장 가까운 5kcal 단위로 표시	5kcal 미만은 0으로 표시 가능
탄수화물	g	가장 가까운 1g 단위로 표시	1g 미만은 "1g 미만"으로, 0.5g 미만은 "0"으로 표시 가능
식이섬유	g	가장 가까운 1g 단위로 표시	1g 미만은 "1g 미만"으로, 0.5g 미만은 "0"으로 표시 가능
당류	g	가장 가까운 1g 단위로 표시	1g 미만은 "1g 미만"으로, 0.5g 미만은 "0"으로 표시 가능
단백질	g	가장 가까운 1g 단위로 표시	1g 미만은 "1g 미만"으로, 0.5g 미만은 "0"으로 표시 가능
지방	g	5g 이하는 가장 가까운 0.1g 단위로, 5g을 초과한 경우에는 가장 가까운 1g 단위로 표시	0.5g 미만은 "0"으로 표시 가능
포화 지방	g	5g 이하는 가장 가까운 0.1g 단위로, 5g을 초과한 경우에는 가장 가까운 1g 단위로 표시	0.5g 미만은 "0"으로 표시 가능
트랜스 지방	g	5g 이하는 가장 가까운 0.1g 단위로, 5g을 초과한 경우에는 가장 가까운 1g 단위로 표시	0.5g 미만은 "0.5g 미만"으로, 0.2g 미만은 "0"으로 표시 가능
콜레스테롤	mg	가장 가까운 5mg 단위로 표시	2~5mg은 5mg 미만으로, 2mg 미만은 "0"으로 표시 가능
나트륨	mg	5mg 이상 120mg 이하인 경우에는 가장 가까운 5mg 단위로, 120mg 초과시에는 10mg 단위로 표시	5mg 미만은 0으로 표시 가능
비타민, 무기질	mg	영양소기준치의 명칭과 단위를 따름	영양소기준치의 2% 미만은 "0"으로 표시 가능

* 단, 비타민 A, D, E는 괄호를 하여 IU 단위로도 표시할 수 있음.

2 유전자 변형 식품(Genetically Modified Organism, GMO)

① 유전자 변형 농산물

특정 작물에 없는 유전자를 인위적으로 결합시켜 새로운 특성의 품종으로 개발하는 유전공학적 기술로 재배된 농산물을 말한다.

② 유전자 변형 식품

유전자를 조작하여 병충해 저항력을 높이거나 열매를 더 크게 만들고, 성분을 획기적으로 개선시킨 농산물 또는 그 농산물로 만든 음식을 말한다.

3 수입식품 선택방법

- 식품위생법에 의거한 식품 표시사항을 확인하도록 한다.
- 원산지 표시사항을 확인하도록 한다.
- 포장상태 이상 유무를 확인하도록 한다.
- 화학물질의 냄새 여부를 확인하도록 한다.
- 곰팡이 냄새나 상한냄새가 나는지 확인하도록 한다.
- 건조식품 등 식품의 색 변질 여부를 확인하도록 한다.

Ⅲ

식품의 안전성

1 식품의 안전성

- 생활수준의 향상과 기대수명이 연장됨에 따라 건강에 대한 관심과 식생활 및 식품의 안전성에 대한 관심이 높아지고 있다.
- 식품의 안전성의 범위는 원료의 생산으로부터 조리, 가공, 저장 및 유통과정을 걸쳐 최종 소비되기까지 모든 단계를 포함한다.
- 식품의 안정성을 확보하는 것을 식품위생이라고 한다.
- 한국의 '식품위생법'에서는 식품의 제조·관리 등에 관해 상세히 규정하고 있다.
- 식품의 안전과 관련해 자주 문제가 되는 것으로는 식중독, 식품오염, 암원성 물질 등으로 인한 만성질환의 발생이 대두되고 있다.

2 식품오염

- '식품공해'라고 일컬어지는 것으로, 외인성의 유독물질에 의한 오염을 말한다.
- 유해물질의 인체에 대한 침입은 호흡에 의한 기도의 경유를 제외하면 거의 90%가 경구적으로 이루어진다.

3 식품오염의 종류 2가지

- 첫 번째, 식품의 생산·가공 과정에서 의식적으로 식품첨가물인 방부제·인공착색료·산화방지제 등의 화학약품을 혼합사용 또는 농약에 의한 오염이 포함
- 두 번째, 환경을 오염시키는 산업폐기물이나 잔류 농약으로 인해 식품 속에 혼입되는 것

1) 암원성 물질(발암물질)

- 식품에 포함된 발암물질에는 식품 자체에 포함된 경우, 조리 과정에서 발생하는 경우, 식품첨가물 그 자체가 갖고 있는 경우 등 몇 가지의 계통이 있다.
- 식품 자체에 포함된 예 - 머위의 새순(알칼로이드의 페타시테닌), 고사리(플라본 유도체), 소철(蘇鐵)의 열매(사이카신), 머시룸(서양원산의 버섯 가운데 히드라전류) 등을 들 수 있다.
- 이들 식품에 포함된 암원성 물질에 대해서는 실험적으로는 그 암원성이 밝혀져 있으나 다량으로 섭취하지 않는한 문제가 되지 않는다.

식품을 가공하는 과정 중에 생성되는 유해물질

- 아크릴아마이드(Acrylamide)
  - 주로 튀김음식 조리 과정에서 발생. 예 감자칩
- 벤조피렌(Benzopyren)
  - 불꽃이 직접 식품에 접촉할 때 생길 수 있는 물질이다. 예 육류의 검게 그을린 부분
- 퓨란(Furan)
  - 밀봉된 채로 가열되는 캔 및 병 등 포장식품 대상. 예 수프, 소스
- 니트로사민(Nitrosamine)
  - 제조 과정 중 육류나 생선 등에 들어 있는 산화질소 화합물이 반응해 자연적으로 생성되게 된다.
    예 식육제품은 보존 및 발색제로서 아질산염 및 질산염 첨가로 발생 가능성 높음
- 바이오제닉아민(Biogenic amines)
  - 단백질을 함유한 식품을 저장하거나 발효와 숙성과정에서 미생물의 작용으로 생성되게 된다.
    예 치즈, 포도주 등
- 헤테로사이클릭아민(Heterocyclic amines, HCAs)
  - 대체로 근육조직이 포함된 식육부위를 가공할 때 많이 생성하게 된다.
    예 소고기, 닭고기, 돼지고기, 생선

[출처 : 식품의약품 안전처"유해물질총서", 2010. 12)]

2) 조리과정에서 발생하는 몇 가지 경우

- 단백질이 조리의 과정에서 가수분해되면 높은 암원성 물질이 생기기도 한다.
- 동물성 지방의 과다섭취는 위암·췌장암·대장암·자궁암·난소암 등의 발생률을 높인다는 역학적 보고도 있다.
- 식품첨가물로는 AF-2가 유명. AF-2(프릴플라마이드의 상품명)는 한때 식품의 방부제로서 널리 사용되었고 실험용 흰쥐에서 암원성이 확인되었으며, 이어 사람의 림프구 염색체에도 이상을 보인다는 보고가 나오자 식품첨가물로서의 사용이 금지되었다.
- 이밖에 암원성이 확인되어 있는 것으로 BHA(브틸히드록시아니솔), 적색(赤色) 타르색소, BHA(브틸히드록시아니솔) 등이 있다.

3) 식품의 안전성 확보

- 식품의 안전성을 확보하기 위한 행정적 조처를 식품위생 행정이라고 한다.
- 한국에서도 1986년도에 제정·공포된 식품위생법에 근거한다.
- 식품위생 행정 사항
  - 식품위생·식품첨가물·기구·용기 등에 대한 관리 규제
  - 식품의 제조·판매 등에 대한 규격·기준과 감시업무
  - 제조·수입·가공·조리·저장·운반·판매 등 광범위한 영업행위 등에 대해 규정

4) 선진국 수준의 식품안전 달성을 위한 식품안전 종합대책의 필요성

- 식품의약품안전청 식품안전정책과

- 우리나라 국민들의 식품안전에 대한 높은 관심과 기대 수준이 높아지고 있다.
- 식품 이물사고, AI 발생, 미국산 쇠고기 수입 등으로 식품 안전에 대한 불안심리가 심각한 사회갈등 요인으로 대두되고 있다.
  - 선진국도 식품불안으로 정치적 혼란과 막대한 경제적 손실 경험
    - ※ 벨기에 : '99년 다이옥신 잔류 닭고기 유통으로 7.5억불의 손실과 사회문제화 됨
- 소득 수준 향상으로 국민의 '삶의 질' 향상 욕구 증가, 이에 따라 식품안전에 대한 관심이 증대되고 있다.

- 선진국에서도 식품안전 확보를 핵심적인 정책으로 관리, "농장에서 식탁까지" 위해요소 예방 등 안전강화 추진의 영향으로 필요성이 증대되고 있다.
  ※ EU(유럽연합) : '06년 1월부터 전체 식품과 사료에 이력추적제도 의무화
- 식품 위해요인 증대와 국민 식생활 환경 변화요인이 증대되고 있다.
- 환경오염, 식품제조·가공과정의 유해물질 증가 등 식품안전을 위협하는 위해요인이 증가되고 있다.
- 식품의 해외 의존도가 높아지고, 단체급식, 외식, 간편식 등 식생활 변화에 따른 안전관리 기준 및 대응 시스템 마련 필요성이 증대되고 있다.
  ※ 수입식품 규모 : ('98)3조1천억원, ('07)8조5천억원 식탁의 60% 이상 점유
  ⇒ 식품안전에 대한 국민 기대수준에 부응, 변화된 환경을 고려한 효과적인 종합대책을 마련, 선진국 수준의 식품안전 달성 추진계획 수립

▌식품이력제외 기타 이력제(http://www.foodnara.go.kr)

구분	식품이력제	농산물이력제	쇠고기이력제	수산물이력제
개요	식품을 제조·가공단계부터 판매까지 이력추적관리	농산물을 생산단계부터 판매단계까지 이력추적관리	소의 출생에서부터 도축·가공·판매에 이르기까지 이력추적관리	수산물을 생산단계부터 판매단계까지 이력추적관리
본사업 개시	2009년	2006년	2008년	2008년
근거법령	식품위생법 ('08.6.21)	농산물품질관리법 ('05.8.4)	소 및 쇠고기 이력추적에 관한 법률 ('07.12.21)	수산물품질관리법 ('08.3.28)
운영기관	식품의약품안전처 식품안전정보원	농림축산식품부 국립농산품질관리원 한국농림수산정보센터	농림축산식품부 시·도지사 축산물품질평가원	농림축산식품부 국립수산물품질검사원
표시마크	식품이력추적관리	건강기능식품이력추적관리	쇠고기이력제 BEEF TRACEABILITY	www.fishtrace.go.kr 수산물이력제 Seafood Traceability System
홈페이지	www.tfood.go.kr	www.farm2table.kr	www.mtrace.go.kr	www.fishtrace.go.kr

4 식품위생의 중요성

1) 식품위생의 중요성

- 아무리 영양적으로 우수한 식품이라고 해도 유해물질을 함유한 식품이라면 식품으로서의 가치가 떨어진다고 볼수 있다.
- 유해물질에 오염된 식품을 섭취 시
→ 장애가 발생 → 건강을 해침 → 사망에 이를 수도 있다.

2) 식품위생의 안전성이란?

- 식품 중에 식중독균, 병원균, 유독·유해물질 등의 식품 위해물질이 함유되지 않은 것을 식품위생의 안전성이 확보된 것으로 본다.

Ⅳ

식중독

1 식중독의 종류

- 세균성 : 감염형, 독소형
- 자연독 : 곰팡이독소, 식물성, 동물성
- 화학성 : 공해오염물질, 식품첨가물, 조리기구, 포장재료 중의 중금속

1) 세균성 식중독

(1) 감염형 식중독

- 잠복기 : 12~48시간
- 설사, 열 동반
- 다른 전염병에 비해 병을 일으키는 정도가 약함 → 다량의 세균 섭취 시 발병

감염형 식중독의 종류/ 증상 및 예방법

① 살모넬라 식중독

- 주요증상 : 복통, 설사, 38℃~40℃의 발열, 구토와 어지러움을 동반하나 비교적 양호, 가벼운 경우 2~3일내 회복된다.
- 원인식품 : 동물성, 어패류, 생선요리, 어육연제품, 불고기, 샐러드 및 마요네즈 특히, 달걀이나 메추리알이라 할 수 있다.
- 예방법 : 살모넬라균은 열에 약하여 60℃에서 30분정도 가열처리하도록 한다.
  → 끓은 온도에서 잠깐이면 사멸, 음식을 섭취하기 전에 식품을 가열하도록 한다.

[출처 : http://www.mfds.go.kr/fm/index.do?nMenuCode=18]

▌살모넬라균

항목	내용
미생물	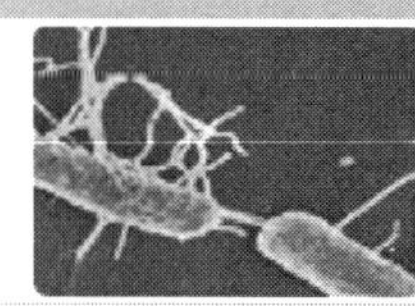 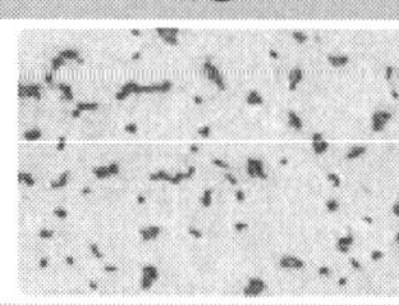 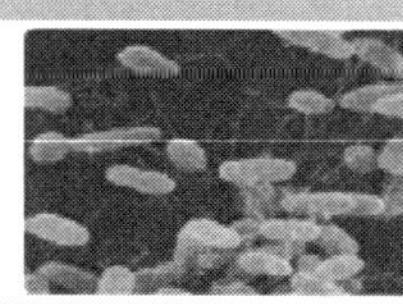
특성	• 2~3×0.6μm의 포자를 형성하지 않는 그램음성 간균으로 운동성이 있다. • 60℃에서 20분 동안 가열하면 사멸하나 토양 및 수중에서는 비교적 오래 생존한다. • 균이 생체 내로 침입되면 장내에서 분열·증식되어 독소가 생산되나 독성은 비교적 약한 편이다.
발병 시기	• 8~48시간(균종에 따라 다양)
주요증상	• 복통, 설사, 구토, 발열
원인식품	• 부적절하게 가열한 동물성 단백질식품(우유, 유제품, 고기와 그 가공품, 가금류의 알과 그 가공품, 어패류와 그 가공품)과 식물성 단백질식품(채소 등 복합조리식품), 생선묵, 생선요리와 육류를 포함한 생선 등의 어패류와 불완전하게 조리된 그 가공품, 면류, 야채, 샐러드, 마요네즈, 도시락, 등 복합조리식품 등이 원인이다.
감염원 및 감염경로	• 사람, 가축, 가금, 개, 고양이, 기타 애완동물, 가축·가금류의 알, 하수와 하천수 등 자연환경 등에 균이 존재하며, 보균자의 손, 발 등 2차 오염에 의한 오염식품을 섭취할 때에도 감염이 될 수 있다.
예방대책	• 조리 후 식품을 가능한 한 신속히 섭취하도록 하며 남은 음식은 5℃ 이하 저온 보관한다. • 식품을 74℃에서 1분 이상 가열 조리한 후 섭취한다. • 조리에 사용된 기구 등은 세척·소독하여 2차 오염을 방지한다.

② 장염비브리오 식중독

- 주요증상 : 복통, 설사, 구토의 전형적인 급성위장염증상
- 원인식품 : 해산, 어패류, 회
- 예방법 : 60℃에서 15분정도 가열, 100℃에서 잠깐이면 사멸

[출처 : http://www.mfds.go.kr/fm/index.do?nMenuCode=18]

▌장염비브리오균

항목	내용
미생물	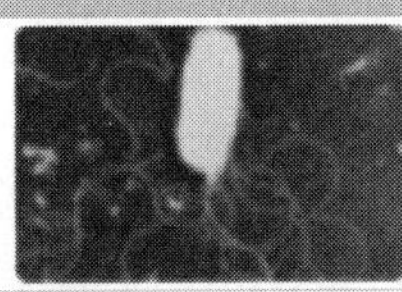  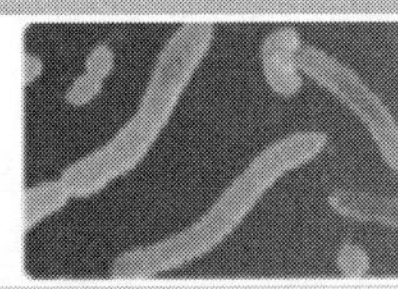
특성	• 해수세균의 일종으로 2~4%의 소금물에서 잘 생육하며 해수온도가 15℃ 이상이 되면 급격히 증식한다. • 짧은 쉼표 모양의 형태를 나타내며, 포자와 협막은 없다.
발병 시기	• 평균 12시간
주요증상	• 복통, 설사, 발열, 구토
원인식품	• 어패류, 생선회, 수산식품(게장, 생선회, 오징어무침, 꼬막무침 등)이 원인이다.
감염원 및 감염경로	• 해수 중에 서식하는 장염비브리오균의 증식이 적합한 하절기에 근해의 오징어, 문어 등 연체동물과 고등어 등 어류, 조개 등 패류의 체표, 내장과 아가미 등에 부착하여 있다가 근육으로 이행되거나 유통과정 중에 증식하여 식중독을 일으킨다. • 특히 어패류의 체표와 내장 및 아가미 등에 부착되어 있다가 이를 조리한 사람의 손과 기구로부터 다른 식품에 2차 오염되어 식중독을 발생시키기도 한다.
예방대책	• 어패류는 수돗물로 잘 씻고, 횟감용 칼, 도마는 구분하여 사용하여야 한다. • 오염된 조리 기구는 세정, 열탕 처리하여 2차 오염을 방지하여야 한다. • 가능한 한 생식을 피하고, 이 균은 60℃에서 5분, 55℃에서 10분의 가열로서 쉽게 사멸하므로 반드시 식품을 가열한 후 섭취한다.

③ 리스테리아 식중독

- 주요증상 : 오염식품 섭취 후 12시간 경과 후 감기와 같은 증상, 드물게 설사, 복통을 일으키게 된다.
- 원인식품 : 저지방우유, 치즈, 양배추, 오이, 감자, 무, 냉동만두 및 시판피자, 수입아이스크림에서 리스테리아 식중독이 자주 나타난다.
- 예방법 : 냉동, 냉장식품의 저장 시 철저한 온도유지 및 식육, 생선과 다른 제품의 분리보관에 의한 2차 감염예방에 주의를 기우리도록 한다.

[출처 : http://www.mfds.go.kr/fm/index.do?nMenuCode=18]

▎리스테리아균

항목	내용
미생물	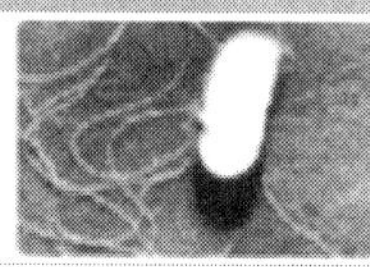 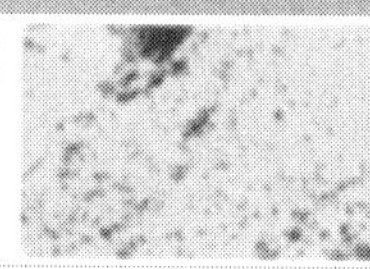 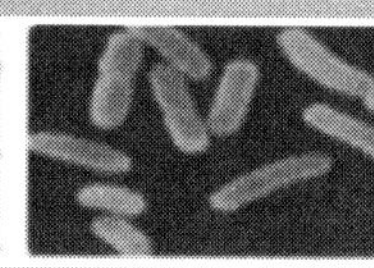
특성	• 그램양성의 통성 혐기성균으로 주모성 편모를 이용하여 움직인다. • 인수공통 병원균으로 냉장온도에서도 생존하여 증식할 수 있으나 일반적으로 냉동온도인 −18℃에서는 증식하지 못한다.
발병 시기	• 9~48시간(위관장성), 2~6주(침습성)
주요증상	• 발열, 근육통, 오심, 설사
원인식품	• 원유, 살균처리하지 아니한 우유, 핫도그, 치즈(특히 소프트치즈), 아이스크림, 소시지 및 건조시시지, 가공 비가공 가금육, 비가공 식육 등 식육제품과 비가공 훈연생성 및 채소류 등이 있다.
감염원 및 감염경로	• 부적절한 축산제품의 취급 처리 및 적절하지 못한 물의 사용(재배 처리) 등으로 오염되며 자연환경에 널리 분포되어 있기 때문에 근본적 오염방지는 어려우나 위생적으로 식품 제조 및 취급시 이로 인한 위해를 줄일 수 있다.
예방대책	• 살균 안 된 우유를 섭취하지 말아야 한다. • 냉장 보관 온도(5℃ 이하) 관리를 철저하게 하여야 한다. • 고염농도, 저온상태의 환경에서도 잘 적응하여 성장하기 때문에 균의 오염 예방이 매우 어려우므로 식품제조 단계에서의 균의 오염방지 및 제거가 가장 최선의 방법이다.

(2) 독소형 식중독

① 황색포도상구균 식중독

- 주요증상 : 잠복기 2~6시간, 구토, 설사와 심한 복통유발 급성위장염 일으킴
- 원인식품 : 전분질을 많이 함유하는 식품 등 매우 다양
- 예방법 : 완전한 예방대책 어려움, 충분한 가열처리 및 조리 후 신속한 섭취, 피부질환이 있는 경우 조리를 삼가

[출처 : http://www.mfds.go.kr/fm/index.do?nMenuCode=18]

▌황색포도상구균

항목	내용
미생물	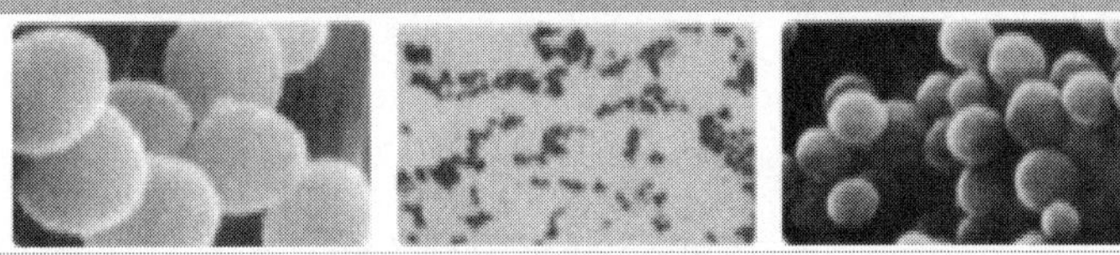
특성	• 균이 식품 중에서 증식하여 생산한 장독소(enterotoxin)를 함유한 식품을 섭취할 때 일어나는 독소형 식중독균으로 4~5개 정도의 구균이 모여있는 경우가 많아 포도상구균이라 부른다. • 소금농도가 높은 곳에서도 증식하며 특히 건조 상태에서 저항성이 강하여 식품이나 가검물 등에서 장기간(수개월) 생존하여 식중독을 유발한다. • 60℃, 30분의 가열로 균은 거의 사멸되나 식중독 원인 물질인 장독소는 내열성이 강하여 100℃에서 60분간 가열하여야 파괴된다.
발병 시기	• 1~5시간(평균 3시간)
주요증상	• 구토, 설사, 복통, 오심
원인식품	• 육류 및 그 가공품과 우유, 크림, 버터, 치즈 등과 이들을 자료로 한 과자류와 유제품, 밥, 김밥, 도시락, 두부 등과 복합조리식품과 크림, 소스, 어육, 연제품 등이 있다.
감염원 및 감염경로	• 토양, 하수 등의 자연계에 널리 분포하며 건강인의 약 30%가 이 균을 보균하고 있으므로 코 안이나 피부에 상재하고 있는 황색포도상구균이 식품에 혼입될 가능성이 있다.
예방대책	• 식품 취급자는 손을 청결히 하며 손에 창상 또는 화농되거나 신체 다른 부위에 화농이 있으면 식품을 취급해서는 안 된다. • 식품제조에 필요한 모든 기구와 기기 등을 청결히 유지하여 2차 오염을 방지한다. • 식품은 적당량을 조속히 조리한 후 모두 섭취하고, 식품이 남았을 경우에는 실온에 방치하지 말고 5℃ 이하에 냉장 보관한다.

② 보툴리누스균 식중독

- 주요증상 : 잠복기는 보통 12~36시간이나 2~4시간이내에 신경증상 나타나게 된다.
- 원인식품 : 나라마다 다를 수 있다.
  - 미국 : 가열이 불충분한 상태로 만든 야채나 과일의 병통조림 식품류에서 주로 보툴리누스균 식중독의 발생률을 보이고 있다.
  - 일본 : 각종 어류의 소금절임 식품에서 발생률을 보이고 있다.
- 예방법 : 야채 등은 잘 씻고, 어류의 조리 시 장관내용이 육질에 오염되지 않도록 주의한다.

[출처 : http://www.mfds.go.kr/fm/index.do?nMenuCode=18]

▌노로바이러스

항목	내용
미생물	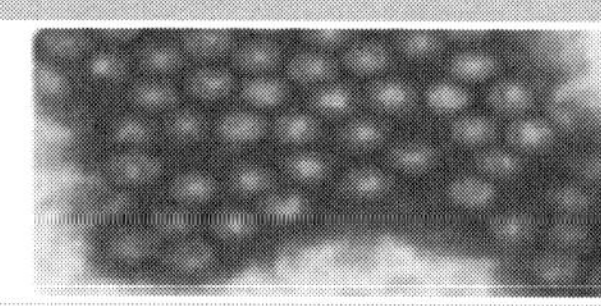 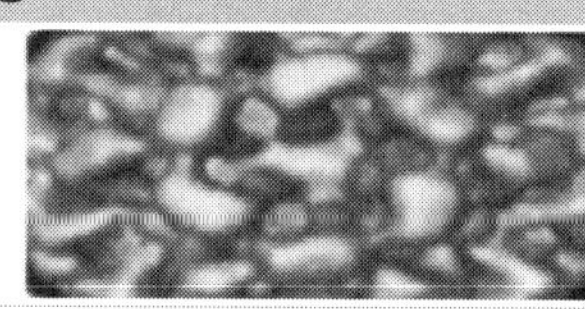
특성	• 외가닥의 RNA를 가진 껍질이 없는(Non-envelop) 바이러스이다. • 주로 분변-구강 경로(Fecal-oral route)를 통하여 감염이 된다. • 사람의 장관 내에서만 증식할 수 있으며, 동물이나 세포배양으로 배양되지 않는다. • 연중 발생 가능하며 2차 발병률이 높다.
발병 시기	• 24~48시간
주요증상	• 오심, 구토, 설사, 복통, 두통
원인식품	• 음식(패류, 샐러드, 과일, 냉장식품, 샌드위치, 상추, 냉장조리 햄, 빙과류)이나 물에 의해 주로 발생한다. • 특히 사람의 분변에 오염된 물이나 식품에 의해 발생한다.
예방대책	• 2차 감염을 막기 위하여 감염자의 변, 구토물에 접촉하지 않으며, 접속한 경우에는 충분히 세척하고 소독을 하여야 한다. • 조리자는 용변을 본 후나 조리하기 전에 반드시 손을 잘 씻고 소독을 하여야 한다. • 과일과 채소는 철저히 씻어야 하며, 굴 등의 어패류는 될 수 있는 한 완전히 가열하여 먹는다. • 질병 발생 후 오염된 표면은 소독제로 철저히 세척, 살균하고 바이러스에 감염된 옷과 이불 등은 즉시 비누를 사용하여 뜨거운 물로 세탁하여야 한다.

2) 자연독에 의한 식중독

[출처 http://www.mfds.go.kr/fm/index.do?nMenuCode=16]

(1) 동물성 자연독

① 복어

- 동물성 자연독 중 가장 많이 발생률을 보이는 식중독이다.
- 독소 섭취 후 0.5~5시간 내에 증상이 나타나게 된다.
- 심한 경우에는 발증 이후 10분 이내에 사망, 치사율은 60%를 나타낸다.
- 독성분 : 테트로도톡신(Tetrodotoxin) 이다.
- 독소는 주로 알, 난소, 간에 존재. 봄철에 함량이 높게 나타나므로 주의를 하도록 한다.
- 예방법
  - 전문가가 직접 요리한 음식만을 선별하여 섭취하여야 한다.
  - 독성이 많은 부위는 철저히 제거하도록 한다.

② 조개류

- 모시조개, 바지락, 굴, 고동 등의 독성분 : 베네루핀(Venerupin)
- 검은조개, 섭조개, 대합조개 등의 독성분 : 삭시톡신(Saxitoxin)
- 모시조개, 검은조개, 섭조개, 고막, 굴, 대합조개 등(미국, 일본)
- 바지락(우리나라)
- 유독성 프랑크톤을 조개가 섭취하여 조개의 체내에서 독물이 축적되고 그 조개를 사람이 먹음으로 발생되게 된다.
- 식후 30분내지 3시간 내에 신경마비, 사지마비, 발성 곤란 등의 마비가 일어나게 된다.
- 복어와 유사증상을 띄게 된다.
- 봄철 주로 발생하는 분포를 보이고 있다.

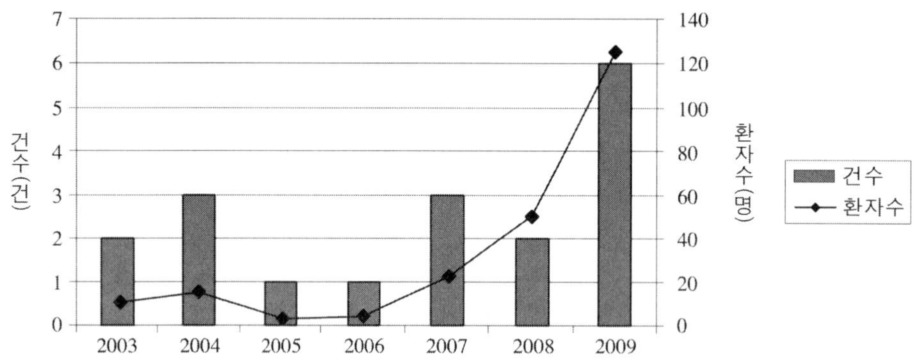

연도	2003	2004	2005	2006	2007	2008	2009	합계
건수(건)	2	3	1	1	3	2	6	18
환자수(명)	11	15	13	4	22	50	126	231

» 자연독에 의한 식중독 발생 추이('03~'09)

(2) 식물성 자연독

① 독버섯
- 자연식중독 중 사망률 가장 높이고 있다.
- 무스카린(Muscarine), 무스카리딘(Muscaridine), 아마니타톡신(Amanitatoxin)

② 감자 - 감자의 발아부위와 녹색부위 0.2%~0.4%의 솔라닌(Solanine) 함유되어 있다.

③ 시안(cyan) 배당체 함유식품
- 미숙한 매실, 살구씨, 복숭아씨, 은행등에 아미그달린이란 시안배당체가 함유 → 청산 생성 → 식중독 발생

(3) 곰팡이독(진균독)

- 곰팡이독(진균독)은 곰팡이가 생산하는 유독성의 대사산물이라 할 수 있다.
- 사람이나 동물에 어떠한 질병이나 이상한 생리작용을 유발하는 물질군이다.
- 간장, 신장 및 신경계에 장애를 일으킨다.

① 진균중독증
- 탄수화물이 풍부한 곡류에 많이 발생하고 있다.

② 황변미중독
- 수분함량이 14~15%이상인 저장미에서 주로 발생이 되고 있다.
- 대사산물에 의해 쌀이 황색으로 변한 것이다.
- 대표적인 독소는 신경독, 간장독, 신장독이다.

③ 아플라톡신
- 강력한 발암물질이라 할 수 있다.
- 탄수화물이 많은 쌀, 보리, 옥수수 등의 곡류와 산패한 땅콩, 호두 등의 견과류에 많이 생성된다.

▎식중독의 종류

분류		종류	원인균 및 물질
미생물 식중독 (26종)	세균성 (16종)	감염형	살모넬라(3종), 장염비브리오균(2종), 병원성대장균(4종), 캠필로박터, 여시니아, 리스테리아 모노사이토제네스, 바실러스 세레우스, 시겔라(세균성 이질)
		독소형	황색포도상구균, 클로스트리디움 퍼프린젠스
	바이러스성 (6종)	공기, 접촉, 물 등의 경로로 전염	노로바이러스, 로타바이러스, 아스트로바이러스, 장관아데노바이러스, 간염 A 바이럿, 사포바이러스
	원충성 (4종)	–	이질아메바, 람블편모충, 작은와포자충, 원포자충
자연독 식중독		동물성 자연독에 의한 중독	복어독, 시가테라독
		식물성 자연독에 의한 중독	감자독, 버섯독
		곰팡이 독소에 의한 중독	황변미독, 액가독, 아플라톡신 등
화학적 식중독		고의 또는 오용으로 첨가되는 유해물질	식품첨가물
		본의 아니게 잔류, 혼립되는 유해물질	잔류농약, 유해설 금속화합물
		제조 가공 저장 중에 생성되는 유해물질	지질의 산화생성물, 니트로스아민
		기타 물질에 의한 중독	메탄올 등
		조리기구 포장에 의한 중독	녹청(구리), 납, 비소 등

2 식중독의 예방과 관리

1) 식중독의 예방관리

- 미생물이 번식하기 쉬우므로 식품과 조리기구의 취급과 보관 중 미생물에 오염되지 않도록 유의 하도록 한다.
- 식중독균이 사멸될 수 있도록 식품 내부까지 충분히 가열하고 조리된 음식은 즉시 섭취하고 남은 음식은 냉장보관 하도록 한다.
- 식품이나 조리 기구에 의한 교차오염 주의하여야 한다.

V

내분비계 장애물질 (환경호르몬)

1 내분비계 장애물질이란?

• 환경중의 화학물질이 생물체 내에 들어가 마치 호르몬처럼 작용함으로써 생물체내의 정상적인 호르몬의 작용을 교란시키는 화합물을 말한다.
• 정자수의 감소, 기형유발 등의 영향을 나타내게 된다.

2 내분비계 장애물질의 성질

• 쉽게 분해되지 않고 안정적
• 환경 중 및 생체 내에 잔조, 수년간 지속
• 인체 등 생물체의 지방 및 조직에 농축

3 내분비계 장애를 유발할 수 있는 물질

- 각종 산업용 화학물질
- 식품이나 음료수 캔의 코팅물질 등에 사용되는 비스페놀A, 살충제 및 제초제 등의 농약류, 유기 중금속류, 소각장의 다이옥신류, 식물에 존재하는 식물성 에스트로젠 등 호르몬 유사물질 및 기타 식품첨가물
- 세계생태보전기금 67개 목록
- 일본후생성 142종의 물질

4 내분비계 작용기전

① 호르몬 유사작용 – 내분비계 교란을 일으킨다.
② 호르몬 차단작용 – 내분비계 기능을 막는 역할을 한다.
③ 촉발작용 – 비정상적 생장, 대사작용의 이상, 불필요한 물질의 합성을 일으킨다.

5 내분비계 장애물질이 생태계 및 인체에 미치는 영향

- 호르몬 분비의 불균형을 초래하게 된다.
- 생식능력 저하 및 생식기관 기형을 초래하게 된다.
- 성장저해를 초래하게 된다.
- 암유발을 초래하게 된다.
- 면역기능 저해를 초래하게 된다.

6 내분비계 장애물질의 관리방안

- 생활환경 관리에 힘써야 한다.
  (음식물 및 용기, 생활주변관리, 소비자로서의 선택)
- 원인물질 관리에 힘써야 한다.
  (부의 관리대책, 산업체의 대응방안, 연구계의 추진방안)

Ⅵ

유전자 재조합 식품의 정의 및 국내외 동향

1 유전자변형식품(GOM)

- 유전자변형농산물이란 일반적으로 생산량증대 또는 유통이나 가공 시 편리하게 하기 위하여 유전공학기술을 통해 기존의 육종방법으로는 나타날 수 없는 형질이나 유전자를 갖도록 개발한 농산물을 일컫는다.
- 특정 목적에 맞게 유용한 유전자를 조절한 생물로 만든 식품을 말한다.

2 유전자 재조합 식품

- 유전자 재조합식품은 안전성 평가 심사를 거친 유전자재조합생물체를 원료로 사용하여 제조, 가공한 식품 또는 식품첨가물을 말한다.
- 전 세계적으로 콩, 옥수수, 면화, 유채가 유전자재조합식품의 대부분을 차지
- 우리나라에 수입이 승인된 것은 5개 작물(콩, 옥수수, 면화, 유채, 사탕무)이다.
- 유전자재조합식품은 생산량 증대와 품질향상 등 좋은 점이 있는 반면에, 인체 및 환경에 대한 잠재력 위해성 논란이 있다.

- 유전자재조합식품은 원료함량과 관계없이 "유전자재조합식품"이라는 표시를 제품의 용기나 포장에 표시하여야 한다.
  (식품위생법 제 12조의 2)

1) 식품의 풍미 및 품질향상

- 과실 및 채소의 숙성지연으로 신선도 유지 향상
- 토마토의 과육 함량 증진과 같은 품질 향상

2) 영양

- 일부 식품의 식물성 유지 및 포화지방산 함량감소 효과
  일부 식품의 영양개선 증진효과
  질병예방 백신의 매개체로서의 식품 개발기능효과

3) 환경 및 경제적 효과

- 병충해 및 환경에 강한 식물 → 농약사용량 감소 → 환경오염 감소
- 대량생산 가능 → 경작효율증진, 경작비용감소
- 적은 면적에서 보다 많은 생산가능 → 기아퇴치에 기여

4) 유전자변형 생물체의 동향과 전망

- 1994년 유전자변형 생물체의 상업화 → 잘 물러지지 않는 토마토 개발
- 1996년 몬산톤사가 개발한 제초제에 내성이 있는 콩, 노바티스사의 병충해에 내성이 있는 옥수수가 본격적으로 상품화되면서부터 시작

3 세계 동향

- EU에서 제기된 GMO의 안전성 문제는 곡물과 식품 5종류가 인간과 동물의 건강에 위험하지 않다고 밝히고 점차 국제적으로 수입을 허용하는 상황.
  (옥수수의 식품 또는 식품원료 사용승인)
- 2010년 GMO의 세계시장규모는 200억 달러로 추정.

- 제1세대 GMO : 제초제, 각종 병저항성, 해충저항성, 저장성향상 등의 영농개선형
- 제2세대 GMO : 품질 및 영양개선 식물의 개발(기능성 식품)
- 제3세대 GMO : 단백질, 항체 및 효소 등의 유용물질을 GMO에서 생산하는 시스템인 고부가 가치의 의약품 효과를 나타내는 분야로 진행예정

4 각국의 정책 및 규제동향

1) 미국

- GMO개발 및 판매에 가장 적극적으로 나서고 있다 할 수 있다.

2) EU

- GMO 농산물의 위해성 여부에 대한 판단은 "유보"하고 있으나, 소비자의 알권리와 선택의 기회 제공 차원에서 1998년 5월부터 GMO 농산물등의 신규 식품 및 식품성분에 대한 표시 의무화를 시행하고 있다.

3) 일본

- GMO를 기존 농산물과 구분하려던 기존의 입장에서 GMO 수입의 불가피성을 인정하고 수입하는 상황이 되었다.

4) 우리나라

- 2001년 3월부터 유전자변형 콩, 옥수수, 콩나물에 대하여 의무적으로 표시제를 시행하도록 하도록 하고 있다.
- 2001년 7월부터 유전자재조합 식품 표시제 의무화 시행하고 있다.

VII

식품표시제도

1 식품표시제도란?

- 식품, 식품첨가물, 기구 또는 용기, 포장(이하 "식품등"이라 한다)의 표시기준에 관한 사항을 규정하여 식품 등의 위생적인 취급을 도모하고 소비자에게 정확한 정보를 제공하기 위한 목적으로 실시하게 되었다.
- 식품표시제도는 식품의 유형, 유통기한, 원재료와 성분 및 제품의 영양성분과 영양적 가치를 규칙에 따라 표기하도록 하는 제도라 할 수 있다.

2 식품표시 제도의 필요성

- 식품의 위생적 취급 도모를 위해서라 할 수 있다.
- 식품의 허위, 과대표시나 광고로부터 소비자를 보호하기 위해서라 할 수 있다.
- 가공식품의 영양성분에 대한 정확한 정보를 제공하기 위해서라 할 수 있다.
- 소비자의 올바른 식품선택에 따라 식품제조업자는 우수한 품질의 식품생산하기 위해서라 할 수 있다.
- 식품의 국제적인 교역의 증대를 위해서라 할 수 있다.

3 표시대상

• 식품 또는 식품첨가물
• 기구 또는 용기, 포장

4 식품의 표시사항

• 제품명
• 식품의 유형
• 업소명 및 소재지(업소명)
• 제조연월일(제조일)
• 유통기한
• 내용량
• 원재료명 및 함량
• 성분명 및 함량

5 영양성분의 표시사항

① 영양 성분을 표시해야 하는 식품
  • 특수영양 식품 또는 건강보조 식품인 경우
  • 영양성분 표시를 하고자 하는 식품인 경우
  • 영양강조 표시를 하고자 하는 식품인 경우

② 영양성분 함량기준
  • 제품이 판매되는 시점에서의 100g당, 100ml당 또는 그 포장이 소비자가 1회에 섭취하는 양인 경우에는 1포장 당 함유된 값으로 표시되어 있다.

6 식품 안전관리

• 음식을 안전하게 마련하기 위해서 미생물의 오염과 증식을 막는 것은 매우 중요하다 하겠다.

손씻기가 필요한 경우

- 음식을 준비하기 전에
- 익히지 않은 돼지고기, 소고기 등을 만진 후
- 화장실에 다녀온 후
- 휴지통을 만진 후
- 애완동물을 만진 후

1) 생선·고기 해동하기

- 냉장해동하기
  → 냉장고에서 해동하는 것으로 가장 안전한 방법이다. 그러나 다른 방법에 비해 가장 천천히 해동되므로 필요한 시간을 미리 예상하여 냉장실로 옮긴다. 100g 정도 해동하는 데에는 12시간 정도 소요된다.
  → 장시간 냉장해동은 피한다.
- 생물 수가 증가하고 지방이 산패되며, 수분함량이 감소하여 식품의 위생과 품질에 좋지 않다. 되도록이면 실온 해동은 피하는 것이 좋다.
- 밀봉하여 20℃ 이하의 식수에 담가 해동한다. 물의 온도가 높아지면 미생물의 증식이 빨라지고 품질이 저하될 수 있으므로 중간에 냉수를 갈아주는 것이 좋다.
- 식품의 양이 적을 경우 전자레인지를 이용하여 해동한다. 해동 후에는 곧바로 조리하도록 한다.

2) 과일·채소 제대로 세척하기

- 과일이나 채소에 남아 있을 것 같은 잔류농약, 이물질 등을 제거하기 위해서는 올바른 세척방법을 익히도록 한다.
- 채소나 과일을 물에 1분 정도 담근 후 물을 버리고, 세척용기에 새로운 물을 넣은 뒤 손으로 저어주면서 30초간 세척한다.
  → 다시 새 물로 같은 방법으로 약 30초간 저어 주면서 세척하고 마지막에 흐르는 물로 헹구면 잔류 농약과 이물질을 효과적으로 제거할 수 있다.
- 담금물 세척방법은 식품과 물이 접촉하는 시간이 길어지므로 잔류농약 제거 효과가 높다.
- 식초나 소금, 숯, 베이킹 파우더 등은 잔류농약을 제거하는데 도움이 되지 않는다.

3) 칼·도마 씻기

- 식품을 조리하거나 취급하는 과정에서 한 쪽에 있는 미생물이 다른 쪽으로 옮겨가는 것을 교차오염이라 한다.
  → 교차오염을 줄이기 위해서는 칼, 도마, 행주를 올바르게 사용하여 오염을 예방한다.
- 오래 사용한 도마는 교환하도록 한다.
  → 표면이 긁힌 낡은 도마는 새 도마에 비해 교차오염이 더 잘 일어나므로 교환하도록 한다.
- 식품종류를 달리하여 자를 때에는 도마 사용 전에 10초 이상 물로 헹구어서 사용하도록 한다.

4) 조리대와 행주

- 조리대가 더러울 때는 깨끗한 행주나 키친타올로 닦는 습관을 들이도록 한다. 더럽고 축축한 행주는 방치하지 말고 새것으로 바꾸도록 한다.
- 행주는 용도별로 몇 장 씩 준비해 두도록 한다.

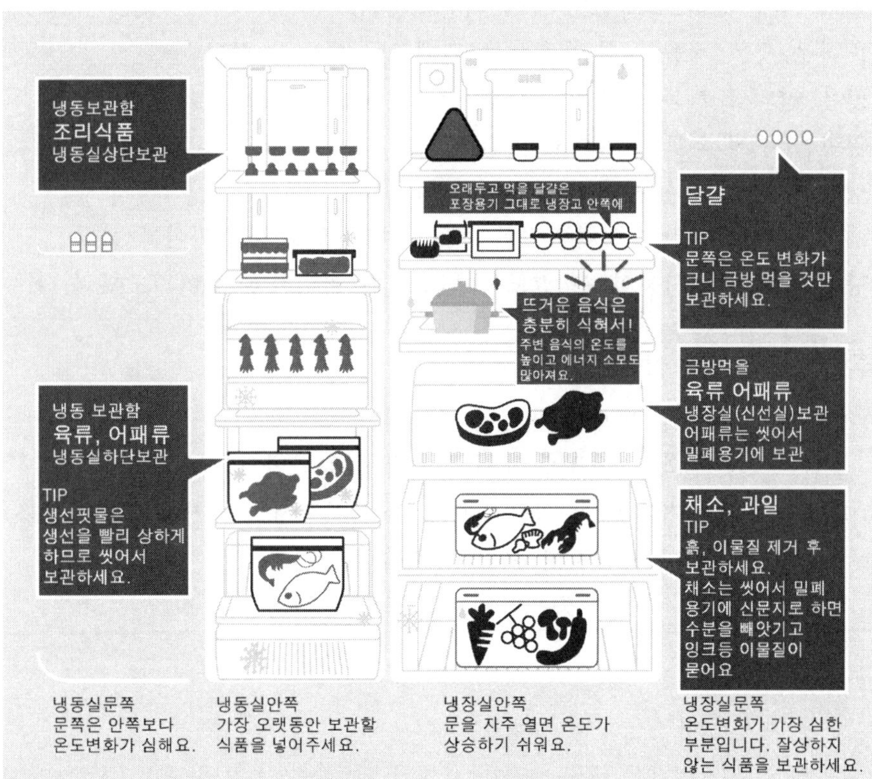

5) 냉장고 안전 10계명

- 식품표시사항(보관방법)을 확인한 후 보관하도록 한다.
- 냉장이나 냉동이 필요한 식품은 들고 온 후 바로 냉장고나 냉동고에 넣어두도록 하여야 한다.
- 냉장고 보관 전 이물질, 흙을 제거하고 랩이나 용기에 밀봉하여 보관하도록 한다.
- 고기, 생선, 채소 등 신선식품과 캔, 병 등의 포장식품에는 미생물이나 곤충, 세균 등 이물질이 묻어 있어서 그대로 넣으면 다른 식품까지 오염될 수 있으므로 유의 하도록 한다.
- 채소는 신문지에 싸서 보관하지 않도록 한다.
- 신문지, 인쇄물질 혹은 다른 이물질이 식품에 묻을 수 있으므로 사용을 피하도록 한다.
- 장기간 보존하는 것과 온도변화에 민감한 식품은 냉동고 안쪽 깊숙이 넣도록 한다.

  위치별 온도 ; 냉장문쪽 > 냉장 채소칸 > 냉장 안쪽 > 냉동 문쪽 > 냉동 안쪽
- 냉장고를 지나치게 채워 넣으면 냉기의 순환이 원활하지 못하므로 꽉 채우지 말고 70% 이하로 채우는 것이 바람직하다.
- 뜨거운 것은 재빨리 식힌 후에 보관하도록 하여야 한다.
- 많은 양의 뜨거운 식품을 넣으면 냉장고 내부 온도가 상승하여 주변 식품에 영향을 주게 되므로 피하도록 한다.
- 냉장고 문을 너무 자주 여닫지 않도록 한다.
- 냉동 보관 하더라고 보존기간은 1주~3주 정도로 제한되어야 한다.
- 항상 청결하게 사용할 수 있도록 위생적인 관리가 이루어지도록 한다.

(1) 주방용 조리기구 살균소독

① 먼저 조리기구를 세제로 깨끗이 닦는다.

② 살균소독제 원액을 제품에 표시된 사용법에 따라 희석한다.

③ 희석액을 분무기에 담아 살균소독 할 조리기구에 뿌리거나 조리기구를 희석액에 담가두었다가 깨끗한 물로 충분히 헹군다.

④ 헹구어 낸 조리기구는 충분히 자연건조 시킨다.

▲ "선진국 수준의 식품안전 달성을 위한" 식품안전 종합대책

: 식품의약품안전청 식품안전정책과

- 우리나라 국민의 식품안전만족도는 40% 수준('08.2월 서울시 조사)으로 정부의 식품안전관리에 대한 평가가 낮음

  ※ 영국 : 65%('05년)

▲ 환경호르몬 : 식품의약품안전청 식품안전정책과

- 인체의 내분비계에 장애를 일으키는 화학물질(환경호르몬이라고도 함).
- 다이옥신류(Dioxins)
- 프탈레이트(Phthalates)
- 비스페놀A(Bisphenol A)
- 폴리염화비페닐류(PCBs, Polychlorinated biphenyls)
- 알킬페놀류(Alkylphenolic compounds)

▲ 동물성의약품 : 식품의약품안전청 식품안전정책과

- 안전성에 문제가 있거나 오남용의 위험이 있어 "식품 중 잔류허용기준"을 두어 관리하고 있는 동물용 의약품
- 시프로플록사신(Ciprofloxacin)
- 클렌부테롤(Clenbuterol)

[출처 : 서울특별시 식품안전추진단]

▲ 식품알레르기 관리의 필요성

- 식품알레르기는 성인보다 어린이에게서 발생률이 높다
- 식품알레르기는 어린이 아토피피부염의 주요원인이다.
- 식품알레르기는 어린이와 가족의 삶의 질에 큰 영향을 미친다.
- 식품알레르기의 급성반응은 생명에 위험을 줄 수 있다.

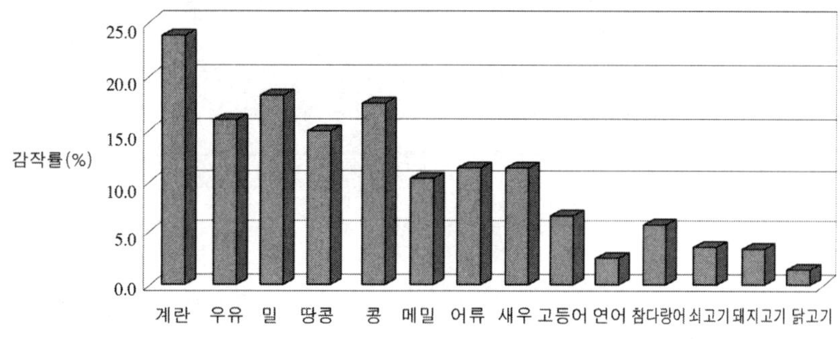

≫ 삼성서울병원 응급실을 방문한 식품알레르기 환자의 원인식품

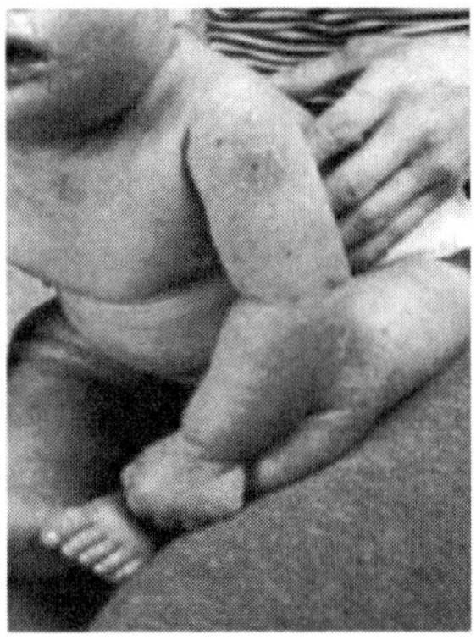

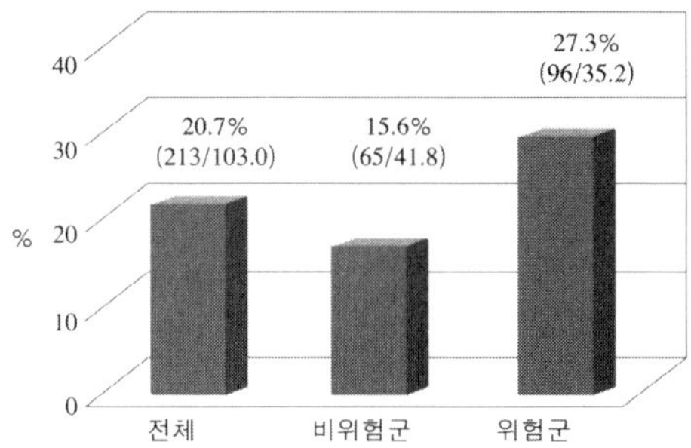

≫ 생후 8개월 아토피피부염의 발생률

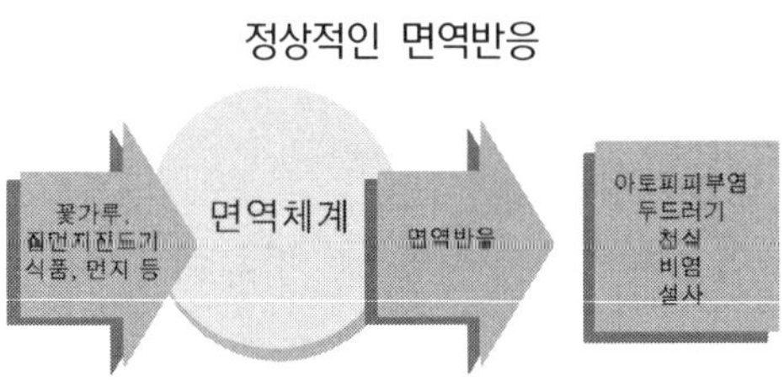

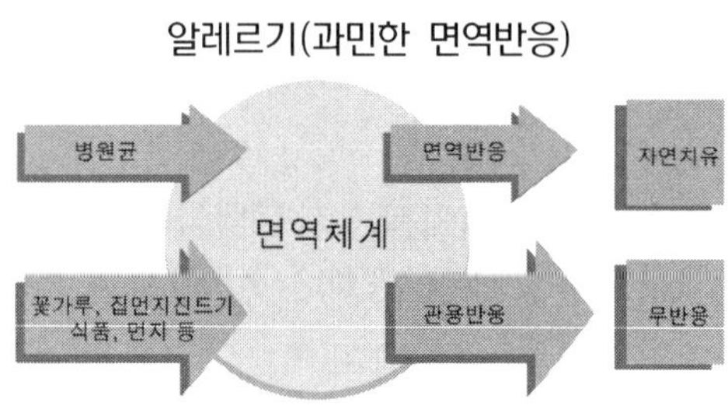

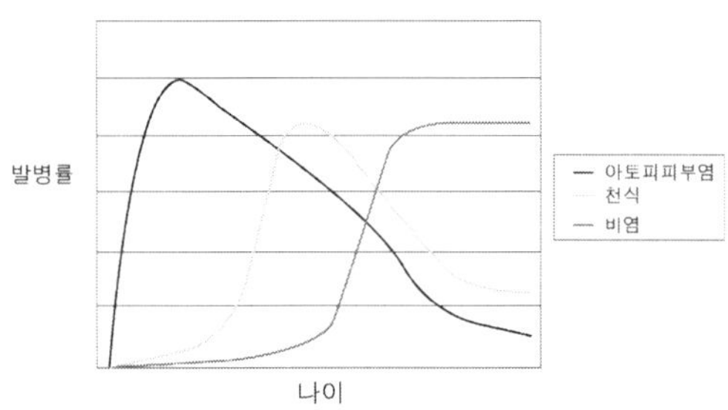

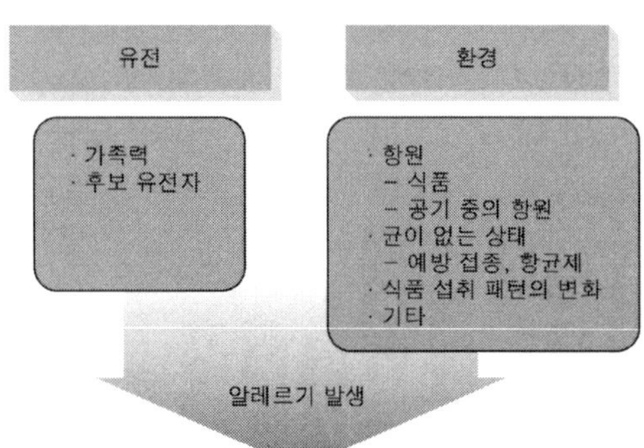

≫ 알레르기 발생 위험요소

어린이의 연령별로 주의해야 할 주요 알레르기 식품

영아기	유아기	아동기	청소년기
만 0~24개월	25개월~5세	만6세~11세(초등학생)	만12~17세(중고생)
계란 우유 땅콩 대두 밀	계란 우유 땅콩 대두 견과류 밀	갑각류 생선 땅콩 견과류 계란 우유 밀	갑각류 생선 땅콩 견과류 계란 우유 밀

증상별 주요 원인식품

아토피피부염	- 계란이 어린이에게 단일 식품으로는 가장 흔한 원인식품 - 계란, 우유가 어린이 원인식품의 80%차지 - 30% 이상의 어린이가 두 가지 이상 식품에 반응
아나필락시스	- 땅콩과 견과류가 가장 흔한 원인식품 - 새우와 게 등 갑각류도 주요 원인식품

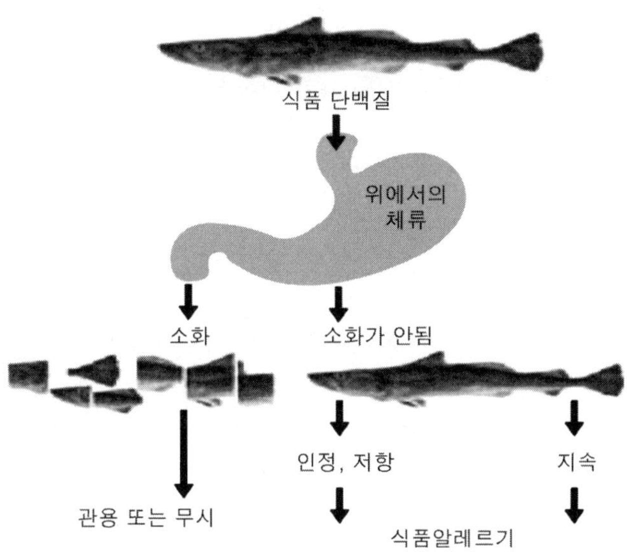

≫ 단백질의 소화와 식품알레르기

▌식품알레르기 처증상별 주요 원인식품음 발생 시기와 자연 소실되는 시기

식품	주로 시작되는 시기	자연 소실되는 시기
계란흰자	6~24개월	7세(75%정도가 자연소실)
우유	6~12개월	5세(76%정도가 자연소실)
땅콩	6~24개월	계속지속 (20, 정도는 5세경에 자연소실)
견과류	1~7세, 어른의 경우 꽃가루와 교차반응 후 시작됨	계속지속 (9% 정도는 5세경에 자연소실)
참께	6~36개월	계속지속 (20%, 정도는 7세경에 자연소실)
생선	초등학교 후반이나 성인기	계속지속
조개류	60% 정도가 성인기에 시작	계속지속
밀	6~24개월	5세(80% 정도가 자연소실)
대두	6~24개월	2세(67%정도가 자연소실)
키위	전연령	알려져 있지 않음
사과, 당근, 복숭아등	초등학교 후반이나 성인기	알려져 있지 않음

▌알레르기를 유발하는 동·식물성 식품의 종류

식품류	종류	
동물성	육류	돼지고기, 닭고기, 쇠고기
	생선류	고등어, 쥐치, 대구, 갈치, 꽁치, 정어리, 멸치, 황새치, 가자미, 연어, 홍어, 참치
	해산물류	게, 새우, 오징어, 가리비, 문어, 전복
	유제품	치즈, 요구르트, 아이스크림, 버터
	기타	계란류, 번데기
식물성	과일류	복숭아, 사과, 수박, 딸기, 멜론, 바나나, 포도, 감, 자두, 무화과
	곡류	메밀, 밀, 옥수수, 참께
	채소류	토마토, 양파, 콩, 무, 시금치, 흰 양배추, 오이, 상추, 토란
	견과류	땅콩, 잣, 호두, 은행
	기타	초콜릿, 인삼, 김

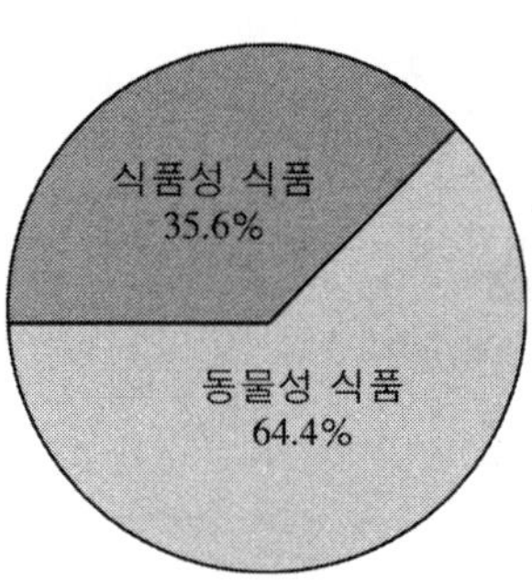

≫ 어린이에게 알레르기를 유발하는 식품의 동·식물성 비율

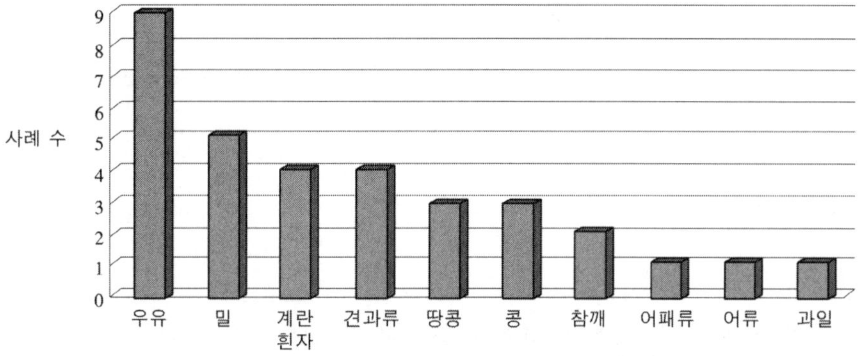

≫ 감작률에 근거한 아토피피부염 어린이들에게 흔한 식품알레르기 원인식품

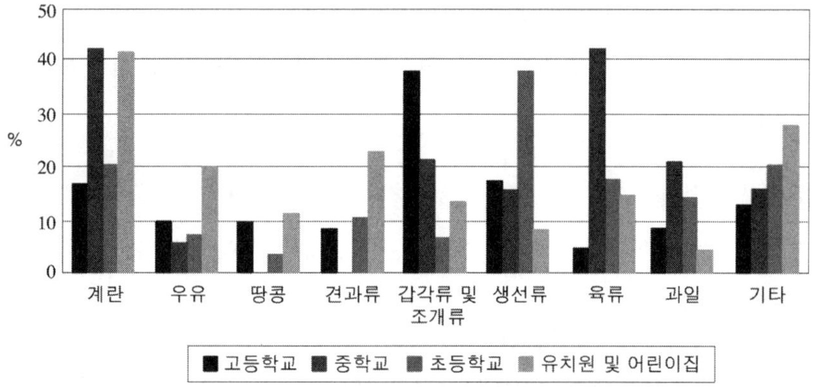

≫ 식품알레르기 증상으로 보건실을 내원하게 한 원인식품

7 식품알레르기의 관리 원칙

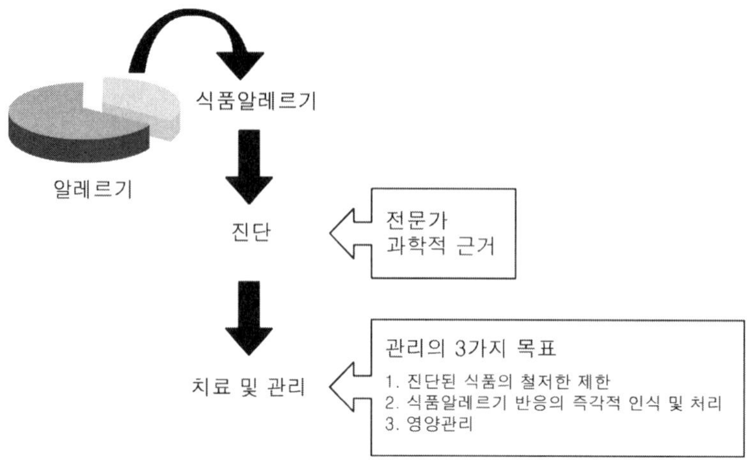

〈진단방법 주요사항〉

(1) 과거의 명백한 증상

- 과거에 특정 식품 섭취후 명백한 증상이 있었던 경우 진단의 근거로 가장 간단하고 확실한 방법
- 계란이나 우유의 경우 나이가 들면서 대부분 없어지므로 1-2년 내 증상이 없었던 경우는 재검사가 요구됨
  그러나 땅콩과 같은 견과류나 생선, 새우, 게등은 시간이 지나면서 없어지는 확률이 낮음

(2) 식품 유발 검사

- 전문가 관찰아래 식품을 직접 먹어 보아 반응을 관찰하는 것으로 가장 신뢰할 수 있는 검사법
- 다양한 대체식품을 제시한다.
- 대체식품을 제시함에 있어서의 원칙은 대체한 식품이 영양적으로 대체가 가능해야 하며 대체된 식품은 가능하면 항원성이 낮은 식품이어야 한다.
  → 치료나 영양관리 차원에서만 식품관리가 이루어져 먹고자 하는 욕구가 지나치게 제한될 경우 지속적인 관리가 이루어지지 않는다.
- 영양적 관점의 대체 식품뿐 아니라 맛의 관점에서 대체 식품을 제시할 수 있어야 한다.

- 예방적 차원에서 식품을 제시한다.
- 만 1세전의 영아의 경우 알레르기 발생이 높은 식품을 섭취함으로써 새롭게 식품알레르기가 유도될 수 있다.
- 알레르기 발생이 높은 식품은 현재 알레르기 발생과 관련이 없어도 제한하거나 도입을 늦추는 경우가 있다.
- 식품제한에 따른 아이의 심리적인 스트레스를 이해한다.

(3) 혈액검사

- 혈액 내 특정 식품과 반응하는 항체(IgE)를 측정하는 방법, 주의할 것은 IgE에 양성을 보였지만 실제 식품을 먹고 증상이 나타나지 않는 경우가 있다.
  → 이와 같이 식품 섭취 후 임상적인 증상이 없이 혈액상으로만 양성을 보인 경우 식품알레르기로 진단하지 않으며 식품 섭취가 가능하다.

(4) 피부반응검사

- 원인 식품 단백질을 피부에 자극하여 피부 팽진을 측정하여 양성을 확인하는 방법. 혈액 내 IgE 측정과 마찬가지로 피부반응 검사상 양성을 보였지만 실제 식품을 먹고 증상이 나타나지 않는 경우가 있다.
- 식품섭취 후 임상적인 증상이 없이 검사상으로만 양성을 보인경우 식품 알레르기로 진단하지 않으며, 식품을 섭취해도 무방하다 할 수 있다.
- 원인식품의 제한은 진단된 식품만을 제한하도록 되어 있다.
  예 계란이 알레르기발생이 높은 식품이지만 계란에 문제가 없는 알레르기 아동까지 계란을 제한해서는 안된다.
- 원인식품을 제한할 때에는 원재료 형태만이 아닌 가공식품 형태로 포함되어 있는 식품까지도 철저히 제한해야 한다.
  → 알레르기는 매우 적은 양으로도 증상을 악화시킬 수 있다.
- 증상별 관리 목표를 다르게 정한다.
  아나필락시스, 두드러기, 혈관부종 등의 증상은 발현 즉시 적절한 관리가 필요하다. 아토피피부염의 경우 정확한 근거 없이 여러 가지 식품을 임의로 제한하고 있는 경우가 많기 때문에 영양적인 관리가 필요하다.

Ⅷ

영양소

[출처 : 식생활과 건강, 파워북]

1 영양소

1) 영양소란?

식품 중 체내에서 대사과정을 조절하며 에너지를 내어 생명을 유지하게 하는 물질을 말한다. 즉, 식품의 성분 중 체내에서 영양적인 작용을 하는 유효성분으로 우리 몸을 만들고, 에너지를 제공하며, 몸의 생체기능을 조절 등 생명유지에 필요한 물질을 영양소라고 일컫는다.

2) 영양소의 기능과 역할

① 구성 영양소 : 몸의 구성물질을 이룬다.
② 열량 영양소 : 에너지 공급원이 된다.
③ 조절 영양소 : 생리기능 조절을 담당한다.
④ 탄수화물, 단백질 : 1g당 4kcal의 열량을 낸다.
⑤ 지질 : 1g당 9kcal의 열량을 낸다.

3) 우리몸에 꼭 필요한 여섯가지 영양소.

① 탄수화물
② 지질
③ 단백질
④ 비타민
⑤ 무기질
⑥ 물

2 탄수화물의 종류, 기능, 섭취기준

1) 탄수화물

체내에서 에너지를 제공해 주는 가장 기본적인 영양소

(1) 탄수화물의 종류

① 단당류 : 포도당, 과당, 갈락토오스
② 이당류 : 맥아당, 설탕, 유당
③ 다당류 : 전분, 글리코겐, 덱스트린, 식이섬유

(2) 탄수화물의 기능

① 주요 에너지 공급원이 된다.
한국인은 1일 에너지 섭취량의 60~70%를 탄수화물로 섭취
② 단백질 절약작용을 한다.
탄수화물을 충분하게 섭취하면 단백질이 에너지원으로 사용되지 않고 고유 기능인 신체 구성, 면역기능 등에 사용
③ 중추신경계의 기능유지를 한다.
④ 장건강유지 기능을 한다.
⑤ 음식에 단맛제공을 한다.
⑥ 케토시스유발을 방지한다.
탄수화물을 충분하게 섭취하지 않으면 체지방이 완전히 분해되지 못하며, 불완전하게 분해된 지방은 체내에서 케톤체를 만들어 케토시스 유발

(3) 탄수화물 중독

균형 잡힌 식사대신 빵이나 초콜릿, 쿠키, 패스트푸드 등을 억제하지 못하고 탐닉하는 증상을 탄수화물 중독이라 말한다.

- 증세
  - 계속 먹고 싶다.
  - 하루 종일 피곤하다.
  - 체지방이 증가하고 몸무게가 늘어난다.
  - 자주 우울하다.

3 지질

1) 지질의 종류

- 중성지방 : 1분자의 글리세롤과 3분자의 지방산
- 인지질 : 중성지방을 구성하는 3개의 지방산 중 한 개의 지방산 대신에 인산기가 결합되어 있음
- 지방산 : 탄소원자가 사슬모양으로 길게 연결된 것.
- 콜레스테롤 : 간과 소장에서 합성

2) 지질의 기능

① 고효율의 에너지 공급원으로서의 기능을 가졌다.
② 지용성 비타민의 급원 및 흡수촉진 기능을 가졌다.
③ 필수지방산의 공급원으로서의 기능을 가졌다.
④ 세포막 및 뇌조직의 구성성분으로서의 기능을 가졌다.
⑤ 체내 활성물질 합성으로서의 기능을 가졌다.
⑥ 맛과 향미, 포만감 제공으로서의 기능을 가졌다.
⑦ 체온조절 및 장기 보호기능을 가졌다.

3) 지질의 섭취기준

성인의 지질에 의한 에너지 적정비율은 1일 에너지섭취량의 15~25%의 비율을 권장하고 있다.

4 단백질

1) 단백질의 종류

① 완전단백질

생명유지와 성장발달에 필요한 모든 필수아미노산을 필요량만큼 함유하고 있는 단백질을 말한다.

예 우유의 카제인, 달걀의 알부민 등의 동물성 단백질

② 불완전단백질

성장과 생명유지에 필요한 필수아미노산이 한 두가지 이상 부족하여 체단백질 합성에 필요한 일부 아미노산을 제공할 수 없는 단백질을 말한다.

예 곡류, 채소에 있는 식물성 단백질

2) 단백질의 기능

① 신체조직을 구성하는 기능을 가진다.
② 효소, 호르몬 및 항체합성 기능을 가진다.
③ 체액의 균형유지 기능을 가진다.
④ 체액의 산, 염기 평형 유지 기능을 가진다.
⑤ 산소 및 영양소 운반기능을 가진다.
⑥ 에너지 공급원으로의 기능을 가진다.
⑦ 포도당 합성으로 혈당 유지기능을 가진다.

3) 단백질 섭취기준

- 19~29세 남자 55g/일, 여자 50g/일을 섭취토록 권장한다.
- 성인의 단백질에 의한 에너지 적정비율은 에너지 섭취량 7~20%로 보고 있다.

5 비타민

1) 비타민의 종류와 일반적 성질

분류	지용성비타민	수용성비타민
종류	비타민 A, D, E , K	비타민 B_1, B_2, B_{12}, nitothnicacin, pantothenic acid, biotin, folic acid, choline, 비타민 c
흡수성	체내로 흡수 되기 어렵다.	체내로 흡수되기 쉽고 흡수가 빠르다.
저장성	필요량이상의 섭취량은 체내저장	필요량 이상의 섭취량은 체외로 방출 (예외, 비타민 B_{12})
결핍증	결핍증세가 서서히 나타난다.	결핍증세가 비교적 빨리 나타난다.
독성	과량섭취시에는 독성유발	장기간 고동도 섭취시에만 독성유발

2) 지용성 비타민의 기능과 함유식품

비타민	기능	결핍증	과잉증	권장량	급원
A	상피조직의 형성	야맹증 안구건조증 상피조직의 각질화 감염에 민감	두통 권태 식욕부진	성인남자 : 750RE 성인여자 : 650RE	간 난황 녹황색의 야채
D	Ca, p의 흡수촉진 골격과 치아의 건강유지	구루병 골격성장부진 성인 : 골연화증	구토 피로 요독증	성인남녀 5마이크로그램	생선기름 간유 난황
E	항산화제 동물의 생식능력	적혈구의 용혈작용 불임증	지혈방해	성인남자 12마이크로그램 성인여자 10마이크로그램	식물성기름 밀의 배아
K	혈액응고작용	신생아의 출혈 혈액응고 장애로 상처의 심한 출혈	황달	성인남자 75마이크로그램 성인여자 65마이크로그램	녹색채소 난황 돼지의 간

3) 수용성 비타민의 기능과 함유식품

비타민	기능	결핍증	권장량	급원
B_1	당질대사의 보조효소	각기 식욕감퇴, 소화장애, 피로, 무감각, 무기력	성인남자 1.2mg 성인여자 1.0mg	돼지고기 맥주효모 콩류
B_2	에너지 대사의 보조효소	구순구각염, 설염, 지루성피부염, 안구충혈	성인남자 1.5mg 성인여자 1.2mg	유제품 육류, 닭고기 생선, 달걀, 녹색채소
B_6	아미노산의 대사의 보조효소	빈혈, 중추신경계질환, 지루성 피부염	성인남녀 2.4마리크로그램	밀, 육류, 간, 콩류
B_{12}	단백질 합성보조효소, 핵산과 세포단백질형성	악성빈혈	성인남녀 2.4마리크로그램	육류, 간 생선, 우유 및 제품, 달걀
niacin	에너지 대사의 보조효소	전신쇠약, 식욕감퇴, 피부염	성인남자 13mg 성인여자 14mg	달걀, 육류, 간, 곡류, 녹색채소
folic acid	아미노산 대사의 보조효소	거대 적혈구성 빈혈	성인남녀 100mg	과일,채소

6 무기질

- 무기질은 체중의 4~5% 차지, 신체의 주요 구성성분이라 할 수 있다.
- 효소의 보조효소 등으로 체내 여러 생리기능 조절과 대사에 관여하게 된다.

1) 무기질의 종류

체내에 존재하는 함량과 필요량에 따라 다량무기질과 미량무기질로 나눈다.

① 다량무기질의 종류 : 칼슘, 인, 황, 칼륨, 나트륨, 염소, 마그네슘

② 미량무기질의 종류 : 철, 아연, 구리, 요오드, 망간, 크롬, 불소, 몰리브덴, 셀레늄 등

2) 주요 다량 무기질의 급원식품 및 주요기능

무기질	급원식품	주요 기능
철(Fe)	간, 굴, 육류, 채소	헤모글로빈 구성, 효소 구성
요오드(I)	해조류	갑상선호르몬 구성, 기초대사율
아연(Zn)	식품에 널리 분포	효소활동에 관여
구리(Cu)	간, 굴, 코코아, 견과류	헤모글로빈 합성, 뼈, 석회질화
셀레늄(Se)	해조류, 고기, 곡류	항산화제 역할, 세포막 유지
불소(F)	불소 참가음료, 해조류	골결 형성, 충치 예방

[출처 : 최신 개정판 식생활과 건강, 일부발췌(효일)]

7 수분

수분은 생명유지에 필수적으로 가장 자주 공급해 주어야 하는 영양소로 꼽힌다.

1) 수분의 기능

① 신체 주요구성성분을 이루고 있다.
② 영양소의 운반 및 노폐물의 배출의 역할을 한다.
③ 체내 화학반응에 관여하게 된다.
④ 체온조절의 역할을 한다.
⑤ 윤활제 작용을 한다.
타액, 위장액, 관절액, 점액 등
⑥ 신체보호역활을 한다.

2) 수분의 섭취기준

- 19~29세 남자 1,200㎖/일, 여자 1,000㎖/일이다.
- 수분 섭취 시 당류, 카페인 등이 함유된 음료가 아닌 순수한 물 섭취하는 것이 효과적이다.

3) 물의 급원

- 음료를 통한 물
- 식품중의 물
- 대사성 물 : 보통 사람 기준 하루 약 300㎖의 물이 대사과정을 통해 생성

4) 물의 배출

- 소변을 통한 배출
- 피부를 통한 배출
- 증발을 통한 배출
- 대변을 통한 배출

5) 수분균형

물의 급원		물의 배출	
음료 식사 대사	550~1500ml 700~1000ml 200~300ml	소변 피부 허파 대변	500~1,400ml 450~900ml 350ml 150ml
합계	1,450~2,800ml	합계	1,450~2,800ml

[표출처 : 식생활과 건강(효일)]

Ⅸ

영양소의 소화와 흡수작용

1 소화와 흡수

섭취된 모든 식품은 입으로 부터 소화기관을 거쳐 지나는 동안 여러 가지 화학작용이나 반응들이 일어나 식품속의 영양소들을 유용한 형태로 만들어 주게 된다.

1) 소화과정

① 근육이나 치아의 물리적 작용을 통해 일차 소화과정을 거친다.
② 화학적 과정 : 효소에 의해 각각의 영양소들은 흡수되기 좋은 상태로 분해가 되는 화학적 소화 과정을 거친다.

2) 흡수

• 영양소가 수용성인지 지용성인지에 따라 혈액과 림프계로 나뉘어 흡수

〈http://study.zum.com/book/13555〉

• 수용성 영양소 → 융털의 모세혈관 → 간문맥 → 심장 → 온몸
• 지용성영양소 → 융털의 암죽관 → 림프관 → 가슴림프관 → 심장 → 온몸

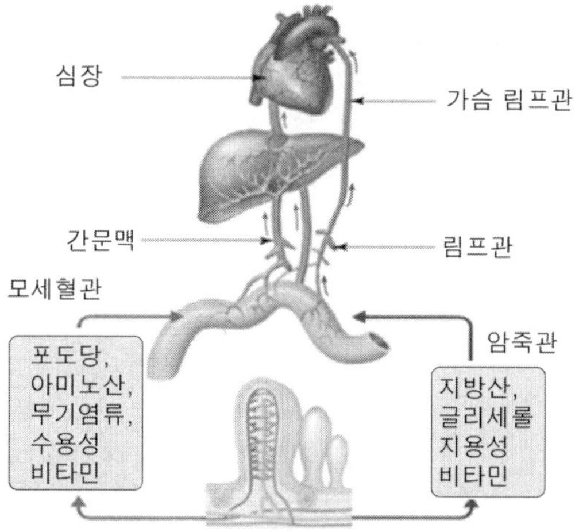

〈http://koojinwook.tistory.com/m/post/1642〉

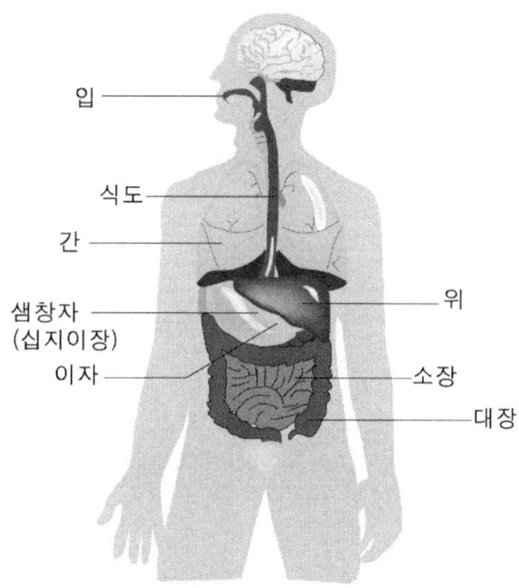

위장관의 주요기능

기관	주요 분비물	주요기능
입과인두	물과 염류 점액 아밀로오스 분해효소 탄수화물소화	저작 작용 탄수화물소화시작 윤활작용
식도	점액	연동운동으로 음식이동 식도하부 괄약근이 위 내용물의 역류방지
위	염산, 펩신, 점액	음식을 저장, 혼합, 소화시작 알코올과 적은 양의 지방흡수 작은창자로의 이동속도조절 음식의 연화, 살균 단백질 소화 윤활작용
이자	소화효소 중탄산염	탄수화물, 지방, 단백질의 소화 위산중화
간	쓸개즙, 중탄산염	지방의 유화, 위산중화
쓸개		쓸개즙 저장과 농축
소장	소화효소, 점액	대부분의 영양소가 소화, 흡수, 탄수화물, 지방, 단백질의 소화, 윤활작용
대장	점액	내용물의 저장과 농축 물과 무기질의 흡수

[출처 : 웰빙 식생활과 건강, 3판, 주) 라이프사이언스]

2 소화과정

[출처 : http://bueb125.com.ne.kr/gongbu_1_41.html]

1) 입에서의 소화

① 기계적 소화 : 음식물을 잘게 부수고, 침과 섞는 소화과정을 말한다.

② 화학적 소화 : 침속의 아밀라아제는 녹말을 엿당과 덱스트린으로 분해시키는 소화과정을 말한다.

2) 위에서의 소화

① 기계적 소화 : 위벽 근육의 연동운동으로 음식물과 소화액 섞어 준다.

② 화학적 소화 : 위액에는 펩신(소화흡수),염산이 분비되어 단백질을 소화시키게 된다.

$$\text{단백질} \xrightarrow{\text{펩신}} \text{펩톤}$$

3) 소장에서의 소화

① 기계적 소화 : 연동운동, 혼합운동으로 구분할 수 있다.

② 화학적 소화 : 이자액, 장액, 쓸개즙의 3가지 소화액에 의해 소화가 이뤄지게 된다.

• 사람의 소화기관
- 간 : 쓸개즙생산
- 쓸개 : 쓸개즙 저장
- 위 : 단백질 최초 소화
- 이자 : 3대영양소 소화흡수 생산
- 소장 : 3대영양소 소화가 일어남
- 대장 : 수분만 흡수

4) 최종 소화산물

(1) 영양소의 흡수

▲ 소장에서의 흡수

① 흡수된 영양분의 이동
포도당, 아미노산, 수용성비타민(B, C), 무기염류 → 융털의 모세혈관
<융털의 모세혈관 → 간문맥 → 간 → 심장 → 온몸>

② 지방산, 글리세롤, 지용성 비타민(A, D, E)-> 융털의 암죽관
<융털의 암죽관 → 림프관 → 가슴관 → 심장 → 온몸>

▲ 대장에서의 흡수
• 대장에서는 소화효소가 분비되지 않아 소화는 일어나지 않는다.
• 주로 수분이 흡수되고 찌꺼기는 대변이 된다.

• 많은 대장균이 살고 있어 섬유소를 분해하게 된다.

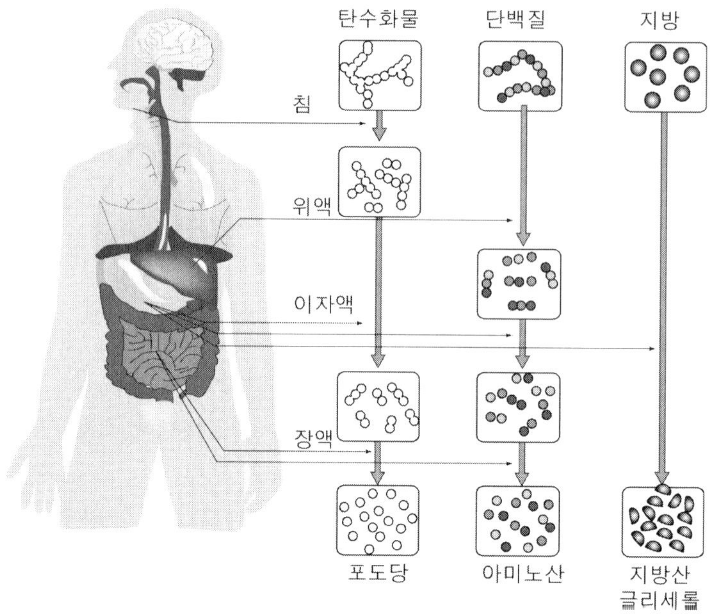

≫ 소화과정

[출처 : http://bueb125.com.ne.kr/gongbu_1_41.htm]

X

영양소의 운반과 배설

1 영양소의 운반과 배설

- 우리 몸에 영양소가 흡수되면 그들은 바로 이용되거나 또는 필요할 때까지 저장되기 위하여 다른 곳으로 운반된다.
  → 이 운반은 신체 모든 부분에 연결되는 혈액을 통해서 이루어진다.
- 혈액내로 직접 흡수되는 영양소들은 먼저 간으로 간다.
- 세포들은 필수 영양소를 확보하는 일뿐만 아니라, 세포내에서 일어난 반응에서 생기게 되는 불필요한 물질을 없애는 일도 해야 하는데, 이 폐기물질들은 세포외액을 거쳐 혈액으로 보내져 여러 가지 방법으로 몸 밖으로 없어진다.

▲ 탄수화물 소화과정

- 녹말은 입에서 침(아밀레이스), 소장의 이자액(아밀레이스)과 장액(말테이스)에 의해 포도당으로 분해가 되게 된다.

▲ 단백질 소화과정

- 단백질은 위의 위액(펩신)소장에서 이자액(트립신)과 장액(펩티데이스)에 의해 아미노산으로 분해가 되게 된다.

▲ 지방의 소화과정
- 지방은 소장에서 이자액(라이페이스)에 의해 지방산과 모노 글리세리드로 분해
- 쓸개즙은 소화효소는 없지만 지방을 유화시켜 지방의 소화를 돕는다.

▲ 소장의 소화액
- 쓸개즙(소화효소 없음)
- 이자액(아밀레이스, 트립신, 라이페이스)

▲ 위의 소화액
- 위액(펩신)

▲ 입의 소화액
- 침(아밀레이스)

2 영양소의 소화, 흡수, 배설

1) 소화, 흡수

- 식품 내에 존재하는 영양소들이 인체에서 사용되기 위해서는 소화기관 내에서 소화와 흡수라는 과정을 통해 몸 안의 세포내로 들어온 이후에야 사용이 가능하게 된다.
- 이러한 소화 작용은 호르몬과 신경계에 의해 조절되며, 소화는 기계적인 소화와 화학적인 소화로 구분할 수 있다.

2) 기계적인 소화

- 소화기관들이 유기적으로 움직이면서 음식물을 잘게 부수고 이동시키는 과정
  입 → 식도 → 위 → 소장 → 대장을 거쳐 음식물 덩어리가 이동
- 소화기관의 근육들은 연동운동, 분절운동, 집단운동 등과 괄약근 등의 주기적인 수축이완을 통해 음식물의 이동을 진행시킨다.
  → 이때 신경계의 엄격한 조절 받게 된다.

3) 화학적 소화

- 소화기관의 각 부위에서 분비되는 소화액에 의해 음식물을 잘게 가수분해되는 것을 화학적 소화단계라 한다.
- 소화액에는 특정한 영양소들을 가수분해 시키는 소화효소들이 포함되어 있으며, 이외에도 점액성분과 수분, 전해질, 담즙과 위에서 분비되는 위산 등이 포함되어 있다.

4) 배설

- 음식물을 섭취하면 영양소로 흡수된 후 나머지는 몸속의 여러 기관을 거친 다음 몸 밖으로 나오게 되며, 각 기관에서 쓰여 지고 남은 것은 간에 저장되게 된다.
- 몸 밖으로 나오는 배설물에는 소변, 대변, 땀이 있다.

XI

영양과 면역, 결핍증

[출처 : 웰빙 식생활과 건강, 라이프 사이언스]

▲ 열량과 단백질 부족 시
→ 특히 어린이의 경우, 면역기관의 무게가 감소하고, 세포매개성 면역능력이 감소하여 쉽게 질병에 감염이 될 수 있다.

▲ 열량섭취가 너무 많아 비만이 되면 면역기관의 감소가 나타나고, 특히 T 세포가 담당하는 세포매개성 면역반응이 감소하게 된다.

1) 지질

- 고지질(지방)을 과잉 섭취하면, 면역능력이 감소한다.
- 특히, 불포화지방산을 과잉 섭취하면 가슴샘과 지라의 무게가 감소하고, 림프구의 증식능력이 감소하며, 지연성 피부반응이 연장된다.

2) 비타민

- 비타민 A가 결핍되면 세포매개성 및 체액성 면역반응이 감소하여 감염에 대한 저항력을 약화시킨다.

- 비타민 E는 항산화작용으로 세포막의 안정성을 유지시키므로 면역능력에 관련한다.
- 비타민 C는 섭취량이 증가할수록 식균세포의 반응성이 높아진다.

3) 무기질

- 철분 부족 시 빈혈에 걸리면 저항력의 약화로 질병에 감염되기 쉬우며 면역기관의 무게감소와 T세포수의 감소로 나타난다.
- 철분 과잉 섭취 시 면역능력이 낮아지므로 적당량의 섭취가 필요하다.
- 아연, 셀레늄, 마그네슘 등의 무기질이 결핍되거나 카드뮴, 크롬, 납 등의 중금속에 중독되면 면역능력이 떨어지게 된다.

1 단백질 결핍증, 상호보충 효과

1) 단백질 결핍증

① 콰시오카(kwashiorkor)

1~4세까지의 어린이들에게서 젖을 뗀 후에 영양이 부족하거나 또는 급속한 성장에 필요한 영양의 섭취가 필요할 때 잘 나타난다.

② 마라스무스(marasmus)

열량과 단백질이 모두 부족한 상태를 '열량- 단백질 영양실조'라 하며 다른 표현으로 마라스무스라고 부른다.

③ 페닐케톤뇨증(phenylketonuria)

유전으로 인한 병, 태어난 후 몇 달 동안은 정상적으로 보이지만 3~5개월 사이에는 주위에 무관심하고, 한살이 되면 지능저하를 보인다.

2) 단백질 상호보충효과

▲ 제한 아미노산과 단백질 상호보충효과

- 쌀을 유일한 단백질 급원식품으로 섭취하면 쌀에는 라이신이 제일 부족하고, 콩과식물의 제한 아미노산은 메티오닌이므로 두 가지 단백질을 함께 섭취해서 보충해줄 수 있다.

  → 쌀 단백질은 콩과식물에 적은 메티오닌을, 콩과식물 단백질은 쌀에 적은 라이신을 서로 보충해준다.

- 쌀과 콩과식물을 함께 섭취하면 단백질을 생체 내에서 아주 효율적으로 이용할 수 있다. 이것을 '단백질 상호보충효과'라고 한다.

2 탄수화물 섭취와 관련 질환

1) 당뇨병

인슐린이 부족하거나, 효율적으로 쓰이지 않을 때, 근육과 지방조직세포에서는 포도당이 부족하게 되는 반면, 혈액 내에서는 포도당의 양이 많아지는 등 두가지의 비정상적인 상황이 생겨 당뇨병이 된다.

2) 유당불내성

일반적으로 정상인은 우유 속에 있는 유당을 분해효소인 락테이스를 사용하여 갈락토오스와 포도당으로 분해하여 흡수하나, 락테이스를 충분한 양을 가지고 있지 않은 사람은 유당이 소화되지 못하고, 배에 가스나 공기가 꽉 찬 느낌, 복부경련 등의 증세를 보인다.

3) 식이섬유질

식이섬유질이 적은 식사를 하면 대변의 양이 적어지고 수분이 부족해 건조해져서 창자 내에 대변이 오래 머물게 되어 배변이 힘들어진다.

4) 설탕의 섭취

설탕은 충치, 비만증, 당뇨병, 심혈관 질환, 또는 영양상태 불량 등의 증상들과 관련되어 있다.
설탕은 오직 열량만을 낼뿐 그 외의 영양소는 거의 들어있지 않아 알코올과 함께 '빈영양소'라고 불리기도 한다.

3 지방섭취와 관련 질환

1) 심장병

심장근육으로 혈액이 충분히 공급되지 못하는 주된 이유는 심장근육으로 혈액을 공급하는 관상동맥이 굳었기 때문이다. 혈관이 딱딱해지고 탄력을 잃게 되며 동맥혈관 벽이 좁아져서 혈소판의 엉김으로 인해 혈액을 부분적으로 응고시킴으로써 혈류의 흐름을 방해한다.

→ 이런 현상이 관상동맥에서 일어나면 심장마비를 일으키기 쉽다.

2) 암

비정상적인 세포가 증식하는 것으로 암의 위험인자는 유전, 흡연, 공해, 식생활 등으로 과다한 지방섭취는 유방암, 대장암 등의 원인이 된다.

4 영양과 스트레스

- 스트레스와 관련 있는 영양으로는 단백질과 비타민 등을 들 수 있다.
- 사람이 계속적으로 강력한 스트레스를 받게 되면 고혈압, 편두통, 위궤양, 콩팥 및 심혈관계 질환 또는 정신질환과 같은 스트레스 관련 질병이 생긴다.
- 스트레스를 주는 자극들이 적응하는 생화학적 기전을 설명하기 위하여 '일반적응 증후군'이라는 용어를 사용한다.

- 1단계 : 경보단계 → 외부 환경에 대한 신체의 반응단계
- 2단계 : 저항단계 → 스트레스가 지속적이며 신체적, 정신적 변화를 초래하는 단계
- 3단계 : 소진단계 → 신체적, 정신적 자원이 고갈되는 상태

5 생리적 스트레스에 대한 신체 대사과정에 직접 관여하는 중요 호르몬

1) 카테콜라민(catecholamine)

- 부신수질에서 분비되는 호르몬이다.
- 포도당신생합성과 간 글리코겐의 분해
- 인슐린의 분비를 저해시킨다.
- 지방분해를 증가시키는 기능을 한다.
- 뇌하수체로부터 부신피질자극호르몬의 분비를 촉진시키는 기능을 한다.
- 근육에서 포도당 이용률을 저하시키는 기능을 한다.
- 대사속도와 열 발산을 촉진시키는 기능을 한다.

2) 코티솔(cortisol)

- 부신피질자극호르몬에 의해 부신피질로부터 분비가 되는 호르몬이다.
- 골격근으로 부터 아미노산의 이동을 도와주는 역할을 한다.
- 포도당신생합성을 증진시키는 역할을 한다.
- 지방분해를 촉진시키는 역할을 한다.
- 인슐린분비 억제시키는 역할을 한다.

3) 글루카곤(glucagon)

- 스트레스를 받으면 글루카곤 분비가 촉진된다.
- 인슐린분비를 억제시키는 역할을 한다.
- 포도당 신생합성과 단백질 분해 능력이 향상된다.
- 지방분해를 촉진하여 저혈당증의 예방효과를 얻을 수 있다.

4) 알도스테론(aldosterone)

- 부신피질자극호르몬에 의해 부신피질로 부터 분비되는 중요 호르몬이라 할 수 있다.
- 콩팥에서 나트륨과 염소의 재흡수를 촉진하며 증가된 혈청염소와 나트륨은 항이뇨호르몬의 생성촉진의 역할을 한다.
- 알도스테론의 분비 → 나트륨과 수분 보유 → 세포외액을 증가 → 칼슘의 배설증가

5) 항이뇨호르몬(antidiuretic hormone)

- 뇌하수체 후엽에서 분비되는 호르몬이다.
- 저혈당, 저혈량, 고삼투질, 외상 등 비특이적 스트레스 자극에 의해 분비 촉진이 일어난다.
- 항이뇨호르몬은 콩팥에서 수분이 제거되는 것을 저해하고 배설량을 감소시켜 세포내 체액량을 증가시키고 삼투질 농도를 감소시키는 역할을 한다.

XII

식품별 성분과 영양 – 웰빙 식생활과 건강, 라이프사이언스

1 육류의 종류별 특징과 구성성분

- 식품은 여러 종류의 성분을 가진 화합물질로 구성되어 있으며, 생명유지에 필요한 물질을 영양소라고 한다.
- 식품은 음식물로서의 기호성이 있고 유기물질인 탄수화물, 지질, 단백질 그리고 비타민, 무기질 등의 영양소를 골고루 함유하고 있어야 한다.
- 유독성 물질이 들어있지 않거나 간단한 처리에 의해 제거할 수 있어야 한다.
- 고기를 삶을 때 국물에는 유·무기화합물이 우러나오는데 특히 유기염류가 많다.
- 구수한 맛 성분으로서는 이노신산·크레아틴·크레아티닌·메틸과 니딘·카노신·콜린 염기류·푸린 염기류·글루탐산 등이 있다.
- 무기질은 1.0~1.5%로 소량
  → 이온의 형태, 무기화합물의 형태, 단백질과 결합된 형태 등 여러 형태로 들어 있다. 특히 칼륨·황·인이 많고 칼슘은 적다.
- 비타민으로는 티아민·리보플라빈·나이아신 등이 함유되어 있다.
- 육류의 소화율은 대략 95% 정도이나 조리방법에 따라 조금씩 다르다.

- 생육일 경우 소화율은 94.0%, 불고기 95.2%, 버터구이 75.5%, 소금 절임고기 94.3% 정도이다.
- 육류는 단백질의 좋은 급원이다.
  → 성장기 어린이의 뼈와 근육을 형성하는데 큰 비중을 차지한다.
- 최근 식생활의 서구화로 육류섭취는 비만으로 대표되는 성인병의 원인이 되었다.
- 육류로 소비되는 가축이 조류인플루엔자 같은 악성 질병에 잇따라 감염되고, 수입 육류의 경우 항생제와 성장촉진제의 사용이 알려지면서 소비자의 불안은 날로 높아지고 있다.
- 이에 농림수산식품부는 소비자의 불안을 불식시키기 위해 육류에 이력제 시스템을 도입, 식탁에 오르는 육류가 어떠한 경로로 상품이 되는지 확인 가능하도록 하고 있다.
  → 육류를 구매할 때는 국내산 또는 수입산에 상관없이 이력을 확인해 고르도록 한다.
  → 비만과 같은 성인병이 걱정되는 소비자는 되도록 살코기 위주로 섭취한다.

2 육류

육류는 넓은 의미로 식용동물의 근육을 말한다.

1) 육류의 조직

- 근육은 근섬유의 모양과 기능에 따라 횡문근과 평활근, 심근으로 나뉜다.
- 근육은 주로 횡문근으로 되어 있으며 근섬유, 결체조직, 지방세포, 힘줄, 혈관, 신경조직, 림프 등으로 구성되어 있고, 그중에서 근섬유가 가장 많다.

(1) 식품의 성분

[출처 http://terms.naver.com]

- 식육의 성분은 60~80%가 수분이고, 수분을 제외하면 단백질이 주성분이다.
- 단백질에 이어 중요한 것은 지방으로 피하·장강(腸腔)·근육에 축적되며, 부위에 따라 함량이 다르다.
- 고기에는 소량의 글리코겐·갈락토오스·포도당 등의 탄수화물이 들어 있다.
  → 그 중 글리코겐은 새로 잡은 고기에 있고 숙성할수록 파괴되어 양이 감소한다.

- 말고기에는 특히 신체활동에 유익한 글리코겐이 2.3%나 함유되어 있다. 간에는 섭취한 탄수화물이 글리코겐의 형태로 저장되므로 근육에 비하면 훨씬 많다.
- 육류의 감칠맛과 관계가 있는 성분으로 육류에는 약 2%의 가용성 고형 물질이 함유되어 있다.

(2) 육류의 화학성분

① 단백질

- 고기의 주성분은 단백질
- 마이오신, 액틴, 트롬보마이오신을 함유
- 결합조직 단백질에는 콜라겐, 엘라스틴, 레티큘린 등

② 글라이코젠 = 글리코겐(Glycogen)

- 근육중의 탄수화물은 주로 글라이코젠으로 생고기 중에 보통 0.5~1.0% 정도 들어 있다.
- 말고기에는 글라이코젠 함량이 1.5~2.0%로 비교적 많다.

③ 엑스분

- 고기를 물과 함께 가열하여 추출했을 때 얻어지는 성분을 엑스분이라 한다.
- 육류의 엑스분 가운데, 특히 이노신산은 육류의 중요한 풍미가 된다.
- 육류 엑스분 중에는 탄수화물로서 글리코겐, 포도당, 과당, 갈락토오스, 이노시톨 등이 합해서 고기에 1.4%, 간장에 2.5% 정도 들어 있다.
- 엑스분은 나이가 많은 동물일수록, 운동량이 많은 근육일수록 함량이 높다.

④ 지질

- 고기성분 중 가장 변동이 많은 부분
- 고기에 함유된 지방 중 조직지방과 축적지방 두 가지 형태로 나눔.
- 조직지방 : 주로 근육세포의 막부를 구성한다.
  → 주성분은 인지질, 당지질과 스테롤 등으로 이루어졌다.
- 축적지방 : 대부분은 중성지방으로 동물의 연령, 영양상태 또는 사육조건 등에 따라 변화가 있다고 볼 수 있다.
  → 고기부위에 따라 함량의 차이가 있다.

⑤ 비타민

- 살코기 중에는 주로 비타민 B군이 많이 함유되어 있다.
- 비타민 B_1, B_2, 나이아신 등의 좋은 급원이라 할 수 있다.
- 특히, 돼지고기는 비타민 B_1의 함량이 높은 것이 특징이다.

- 쇠고기와 양고기에는 비타민 B_2가 돼지고기보다 많이 들어 있다.

⑥ 무기질

- 근육내의 무기질은 1%정도 함유되어 있다.
- 황, 칼륨이 많고 칼슘, 마그네슘 등이 적은 것이 특징이다.
- 철의 함량은 적으나 흡수이용률이 높아, 육류는 철의 좋은 급원식품이라 할 수 있다.

2) 육류

① 쇠고기

- 소한마리에서 고기의 양은 35%를 차지하고 있다.
- 단백질 20%, 지방 15%로 구성되어 있다.

② 돼지고기

- 담적색을 띠며 단백질과 지방이 많아서 맛이 좋은 것이 특징이다.
- 고기의 섬유가 가늘고 연하여 소화율이 95%라 할 수 있다.
- 지방의 성분이 돼지고기의 맛을 좌우한다.
- 비타민 B_1(1.0mg%) 비타민 B_2(0.12mg%)이 많은 것이 특징이라 할 수 있다.

③ 양고기

- 양고기는 쇠고기보다 지방이 많고 특이한 냄새가 난다.
- 맛이 좋고 소화가 잘되므로 산모, 어린이, 환자의 회복식으로 알맞다.

④ 토끼고기

- 토끼고기는 담백하여 닭고기와 비슷하다고 볼수 있다.
- 글리코겐이 많고, 점착성이 강하므로 햄, 소시지에 많이 사용되기도 한다.

3) 가금류

① 닭고기

- 고기뿐 아니라 내장도 영양가가 높아서 많이 이용되기도 한다.
- 닭고기는 육류에 비하여 성분의 차이가 없으나 고기에 지방이 섞여 있지 않아 맛이 단백한 편이다.
- 지방의 대부분은 피하에 모여있고, 카로틴이 많고, 황색을 띄고 있다.

② 칠면조 고기와 오리고기

- 칠면조는 서양에서 크리스마스 축하 만찬에 많이 먹고 있는 가금류이다.

• 오리고기는 닭고기와 비슷하고, 비타민 B_1, B_2가 많다.

4) 생선, 조개류

- 약 80%의 수분과 지질로 구성되어 있다.
- 단백질을 일정량 함유하고 있다.
- 조개류는 글리코겐 함량이 계절에 따라 크게 변한다.
- 생선, 조개류 성분
  ① 수분과 탄수화물
  ③ 단백질
  ④ 지질
  ⑤ 무기질과 비타민

3 우유와 유제품

1) 우유의 성분

- 단백질
- 탄수화물
- 무기질과 비타민

2) 우유의 효소

- 단백질의 분해효소(프로테이스), 지질분해효소(라이페이스), 과산화수소분해효소(카탈레이스), 퍼옥시데이스 등 여러 가지 효소가 들어 있다.

3) 유제품

(1) 시유

- 소비자가 바로 마실 수 있게 살균 처리한 것을 시유라고 한다.

(2) 버터

- 우유에서 유지방을 분리하고, 이 유지방을 모아서 압착시켜 남아있는 수분을 분산해 유화 상태로 만든 것이 버터이다.
- 지방(85%)이 많으며, 비타민 A, B, C, D, 카로틴 등

(3) 치즈

- 원료에 젖산균, 레닌, 산 등을 첨가하여 카제인 단백질과 지방을 응고시키고 유청을 제거한 다음 가열 및 가압시킨 발효숙성식품
- 펩톤과 아미노산 등을 함유

(4) 유피

- 우유를 장시간 방치하면 표면에 황백색의 지방층이 생기는데 이것을 유피라 한다.
- 지용성비타민 함량이 많고, 지방이 30% 이상인 것은 거품을 많이 낼 수 있다.
- 고급과자와 아이스크림 등에 사용

(5) 발효유

- 포유동물의 원유나 유가공품에 젖산균 또는 효모를 배양하여 발효시킨 유제품
- 우유 섭취를 잘하지 못하는 사람에게 유용하며, 단백질·마그네슘·칼슘 등의 공급원이 된다.

(6) 젖산 음료

- 탈지유나 우유에 유산균을 섞어 유산 발효로 가공한 음료
- 당분, 향료 및 유기산 등을 첨가하여 향미와 새콤한 맛이 난다.

4 알류의 성분 및 특징

1) 알류의 성분 및 특징

식용 알의 종류 : 달걀, 오리알, 칠면조알, 메추리알, 새알, 거북알 등이다.

(1) 달걀

- 단백질 : 100g 중 13g정도

• 지질 : 32.6% 함유, 98% 소화흡수
• 탄수화물
• 무기질과 비타민 : 비타민 A, 비타민 C,비타민 D

(2) 오리알

• 레시틴 : 달걀노른자에 비해 2배 함유되어 있다.
• 비타민 B_{12} : 뇌의 노화를 막아주어 치매 예방한다.
• 불포화지방산 : 고혈압, 동맥경화 등 심혈관계 질환 예방한다.

(3) 메추리알

• 단백질 : 필수 아미노산이 계란보다 많이 함유되어 있다.
• 비타민 A : 시력을 높여주고 눈을 보호한다.

5 곡류의 성분 및 특징

1) 곡류

▲ 쌀의 성분
  • 탄수화물
  • 지질
  • 단백질
  • 비타민
  • 무기질

▲ 강화미 : 백미에 결핍되어 있는 영양소를 첨가하는 것을 강화미라 한다.
  → 쌀 표면에 비타민 B_1의 피막을 흡수시킨 후 건조해서 만든다.
  → 현미나 7분 도미는 백미보다 비타민 B_1이 풍부하나 소화 및 흡수율은 낮다.

2) 밀

▲ 밀의 성분
  • 탄수화물 : 밀의 주성분
  • 지방과 색소

- 단백질 : 글루테닌, 글라이딘, 알부민, 글로불린
- 무기질 : 약 2% 함유
- 비타민 : 비타민 B_1
- 효소

3) 보리

- 쌀밥보다 열량이 적다.
- 섬유질이 많아 소화율이 낮다.
- 보리의 단백질은 질적으로 우수하지 못하다.
- 무기질로 인과 칼슘이 많고 비타민 B_1이 많이 들어 있다.
- 지질 2% 함유 : 주요 지방산은 올레산, 리놀레산이다.
- 보리에는 쌀보다 섬유소가 많기 때문에 소화 및 흡수율은 떨어진다.

4) 옥수수

- 옥수수를 그대로 식용하면 소화율이 나쁘지만, 가루로 빻아서 식용하면 소화율이 93%까지 증가된다.
- 옥수수 단백질 : 라이신, 트립토판이 부족하여 불안정한 단백질이나, 곡류, 특히 쌀에 부족한 트레오닌, 황을 함유한 함황 아미노산이 많이 들어 있다.

5) 메밀

- 모밀이라고도 부름
- 단백질 함유량 평균 10%
- 면역기능을 높이고 고혈압과 암을 예방
- 노화억제기능
- 폴리페놀 일종인 루틴이 특징적 성분
  → 모세혈관의 작용을 강화시켜 뇌출혈과 출혈성 병에 대한 예방효과
- 혈압을 낮추는 성분이 있어 고혈압 예방효과

6) 조

- 서숙이라고도 하며, 메조와 차조가 있다.
- 장기간 저장해도 맛의 변화가 없다.

• 메조보다는 차조가 단백질과 지질이 많다.
• 아미노산 함유율은 76%
• 철과 비타민 B군은 많으나, 비타민 A·비타민 C는 거의 없다.

7) 수수

• 주성분은 탄수화물, 주로 전분이 약 60% 차지하고 있다.
  → 다른 전분에 비해 소화가 좋지 않고, 비타민류의 함량도 적다.
• 동물실험결과, 고지혈증·고혈당증·콜레스테롤 저하 등 다양한 기능성이 밝혀졌다.
• 만주나 북미에서 많이 생산된다.

8) 귀리

• 가공품인 오트밀 : 환자, 노인식사에 많이 이용되기도 한다.
• 다른 맥류에 비해 지질과 섬유소가 많은 편이다.

▲ 주요성분
- 탄수화물 : 전분과 적은양의 당과 덱스트린이 있음
- 단백질 : 글루테린 함유
- 비타민 : 비타민 B군
- 무기질 : 칼슘, 인, 철분

9) 콩과 식물의 성분 및 특징

▲ 콩성분
• 탄수화물
• 단백질
• 지질
• 무기질과 비타민

(1) 팥과 녹두

• 탄수화물인 전분이 많이 포함되어 있다.
• 단백질은 20% 함유되어 있다.
• 특수성분으로 사포닌이 함유되어 있다.

- 콩과 같이 칼륨과 인이 많으며, 비타민도 많이 들어 있다.

(2) 완두

- 팥의 일종이라 할 수 있다.
- 대두보다 단백질이 적으나 탄수화물은 많다.
- 탄수화물은 주로 전분이고 지질의 함량은 적다.
- 비타민 A, 비타민 B_1, 비타민 B_2가 들어 있고, 발아할 때 비타민 C량이 더 높다.
- 미숙완두는 단백질, 수분이 많고, 익은 것은 전분, 셀룰로오스, 다당류가 많다.

(3) 땅콩

- 단백질이 25% 정도이며 콩보다 적다.
- 지방 : 올레산, 리놀레산
- 탄수화물 : 콩과 같이 적은 편이라 할 수 있다.
- 무기질 : 칼륨, 인, 철, 칼륨, 나트륨 등이 다양하게 함유되어 있다.
- 비타민 : 비타민 B_1, 비타민 E도 약간 들어 있다.

6 채소류

1) 채소류의 특징과 분류

- 채소류는 주로 비타민 A, B, C의 급원식품이다.
- 무기질인 칼륨, 칼슘이 많으므로 산성을 중화하는 효과를 얻을 수 있다.
- 식이섬유를 많이 함유하여 변비를 조절하는 생리효과를 얻을 수 있다.

2) 채소류의 주요 성분

- 탄수화물 성분
- 단백질과 질소화합물 성분
- 지질 : 채소의 종류에 따라 다르지만 지방이 비교적 적게 함유
- 비타민류 : 채소류는 일반적으로 비타민 C 성분이 많이 포함되어 있다.
  황색채소에는 카로틴 성분이 많이 포함되어 있다.
  푸른 잎에는 비타민이 많이 포함되어 있다.

- 무기질 : 채소에는 칼륨이 주성분이다.
  과일·채소에는 칼슘과 인의 성분이 주로 많이 포함되어 있다.
  뿌리채소에는 마그네슘 성분이 주성분이다.

3) 대표채소들의 종류 및 성분과 효능

(1) 양배추

- 질소화합물이 많고, 약 1/3 은 단백질로 구성
- 단백질의 아미노산 구성 : 고기와 같이 염기성 아미노산이 많고, 식물성 단백질 중 라이신이 많은 식품
- 황을 포함한 휘발성 유성분
- 술포라팬(sulphoraphane)과 인돌이 있어 암예방 효과를 얻을수 있다.

(2) 배추

- 아미노산 : 아르기닌, 히스티닌, 라이신
- 탄수화물 : 대부분 당류, 전분은 약 0.3%
- 무기질 : 칼슘이 가장 많음
- 비타민 C : 28mg
- 술포라팬과 인돌이 있어 암예방 효과

(3) 시금치

- 단백질 : 2.5~ 3.0%
- 동물성 단백질과 비슷한 영양성분
- 시력감퇴 둔화
- 백내장 예방
- 폐기능 향상
- 당뇨병성 합병증 예방
- 노화예방

(4) 상추

- 수분 함유량이 높고, 비타민 A, 철분, 칼슘함유
- 퀘르세틴성분 : 오염물질과 흡연에서 폐를 보호
- 뇌와 기관지 종양의 성장을 지연

- 알레르기 관련 염증반응을 낮추어 준다.

(5) 마늘

- 알리신 : 매운 맛 성분, 휘발성, 비타민 B_1의 흡수를 도울 뿐 아니라 소화액의 분비를 촉진해 소화를 돕는다.
- 수분 : 77%
- 탄수화물 : 20%
- 단백질 : 3.3%

(6) 양파

- 무기질 : 1/3, 칼륨, 인, 나트륨, 칼슘
- 알릴화합물과 퀘르세틴 : 혈중 콜레스테롤 수치와 혈압을 낮추어주고 오염물질이나 흡연으로부터 폐를 보호
- 뇌와 기관지 종양의 성장지연과 알레르기 관련 염증 반응도 낮추어 줌
- 암예방에도 효과적

(7) 브로콜리

- 비타민 C의 함량이 월등히 높다.
- 특수성분(술포란팬, 인돌, 베타카로틴, 루테인, 퀘르세틴 등)이 함유되어 있다.
  → 활성산소 제거 효과
  → 노화지연 효과
  → 백내장으로 부터 눈을 보호하는 효과
- 알레르기 관련 염증반응 낮춘다.
- 폐기능 향상, 암예방, 당뇨병성 합병증 예방효과

7 과일류의 성분 및 특징

1) 과일류

(1) 토마토

- 비타민 A, C
- 당분 : 약 5%
- 펙틴질 30%
- 무기질 : 60%, 염소 19%, 인 13%

(2) 사과

- 수분 : 85%
- 당분 : 10%
- 무기질 : 칼륨, 철
- 식이섬유, 펙틴의 정장작용
  → 변비해소효과
  → 혈당치의 정상화효과
- 칼륨에 의한 혈압강화
- 사과산에 의한 소염효과
- 페놀화합물 : 심장병 예방

(3) 배

- 수분 : 84~88%
- 칼륨 : 140~170mg
- 탄수화물 : 14%
- 비타민 : 비타민 B_1, 비타민 B_2, 비타민 C
- 퀘르세틴
  → 알레르기와 관련 염증반응 낮춰준다.
  → 뇌와 기관지 종양의 성장을 지연 시킨다.
- 오염물질이나 흡연으로부터 폐를 보호한다.
- 체내 대사생리, 항암효과가 우수하다.

(4) 감

- 탄닌성분
- 비타민 : 카로틴과 비타민 C는 사과의 10배 정도나 된다.
- 항암효과가 있다.
- 노화지연효과가 있다.
- 폐기능 향상 효과가 있다.
- 당뇨병성 합병증 예방효과가 있다.

(5) 포도

- 포도당과 과당 약 10~15%
- 퀘르세틴 성분
  - → 심장병과 암예방효과
  - → 알레르기 관련 염증반응 지연효과
- 뇌와 기관지 종양의 성장 지연 효과
- 오염물질이나 흡연에서 폐를 보호 효과

(6) 살구

- 생과에는 비타민 A, 비타민 B_1, 비타민 B_2, 비타민 C 함유
- 무기질 : 칼륨, 철
- 베타카로틴
  - → 노화지연효과
  - → 폐기능 향상효과
  - → 폐암 예방효과
- 당뇨병성 합병증예방

(7) 딸기

- 무기질 : 칼륨, 인, 칼슘, 비타민 C
- 안토사이아닌과 엘라그산
  - → 노화지연효과
  - → 암예방효과

8 해조류의 성분 및 특징

1) 김

- 비타민 A, B, D, E
- 무기질 : 아연, 인, 철분, 요오드
- 마른김 : 베타카로틴이 풍부

2) 미역

- 알긴산 함유
- 베타카로틴 : 노화지연, 당뇨병성 합병증 예방, 폐기능 향상, 폐암예방 효과
- 무기질 : 요오드, 칼슘, 철분 등

3) 다시마

- 알긴산 함유
- 단수화물 : 펙토산
- 단백질 : 프로비타민 A와 B_2
- 식이섬유

4) 파래

- 철, 칼슘, 비타민 C 다량 함유하고 있다.
- 단백질 : 20~30%를 구성하고 있다.
- 무기염류 : 10~15%를 구성하고 있다.
- 비타민 A 500~ 1,000IU 함유하고 있다.

5) 우무(한천)

- 우뭇가사리가 주원료이다.
- 베타카로틴 다량함유하고 있다.
  - → <u>노화지연효과</u>를 얻을 수 있다.
  - → <u>당뇨병성 합병증 예방효과</u>를 얻을 수 있다.
  - → <u>폐기능 향상효과</u>를 얻을 수 있다.
  - → <u>폐암 예방효과</u>를 얻을 수 있다.

9 버섯류의 성분 및 특징

1) 버섯류

다른 식물이나 동물을 분해하고 영양을 섭취하는 균류중 대형의 사실체(포자를 형성하는 기관)를 형성하는 것의 총칭

(1) 느타리버섯

저칼로리, 비타민 B_2, 비타민 D, 식이섬유 등 함유

(2) 표고버섯

수분 91%, 단백질 2%, 탄수화물과 식이섬유 등

2) 버섯의 영양가와 성분

- 단백질과 지방이 적고, 잘 소화되지 않는다.
- 소화율은 함질소물이 50%, 탄수화물은 이보다 낮음
- 비타민 B_2, 비타민 D 많음.
- 무기질 : 칼륨 60% 이상 차지
- 인산이 많으며, 다른 식품에 비해 철·구리·망간 등 특수성분이 많다.

XIII

우리나라 전통식품

- 한 국가의 전통 음식문화의 형성은 각 민족의 지리, 기후, 풍토 등의 자연환경과 정치, 경제, 사회적 여건에 따라 서로 다르게 형성된다.
- 전통식품은 그 민족이나 국가의 문화를 대표하는 문화라고 말할 수 있으며, 음식 문화를 가장 잘 나타내주고 있는 것이 전통식품이다.
- 우리나라의 전통식품은 시대에 따라 지역에 따라 다양한 특성과 많은 변화가 있었다.
- 현재 급속히 변해가고 있는 식품 소비패턴의 다양화, 고급화, 서구화의 추세로 가고 있다.

  → 우리나라 전통식품의 명목을 잃어감에 따라 전통식품 시장의 침체를 심화시키고 있다는 점에서 전통식품을 유지, 보존 및 개발해 나가는 부분의 중요성이 대두되고 있다.

1 장류의 성분 및 특징

1) 장류

- 장류는 콩을 주재료로 한 전통발효식품으로 현대 우리의 식생활에 중요한 조미료로 사용되고 있다.
  → 대표적으로 간장, 된장, 청국장, 고추장이 있다.
- 우리나라의 장은 콩으로 만든 두장(豆醬)을 뜻한다.
  → 간장은 우리나라 전통 고유식품으로 장기간 저장할 수 있고 음식을 만드는데 기본적인 조미료이다.
- 또한 아미노산에 의한 감칠맛과 소금에 의한 저장성 및 식품미생물을 이용한 과학화된 식품이고 기호식품이다.

(1) 콩

- 단백질, 탄수화물, 지질, 비타민, 무기질등의 성분으로 구성되어 있다.
- 콩을 원료로 하여 만든 전통발효식품인 간장, 된장은 우수한 아미노산의 조성을 나타낸다.
- 콩에는 불포화지방산과 비타민 E의 함량이 높으므로, 노화방지 및 성인병에 효과적으로 작용한다.
- 콩에는 스타키오스, 라피노오스와 같은 천연 올리고당이 존재하여 장내유산균을 증식시키고, 콩의 섬유소는 장운동을 원활하게 하여 변비예방에 효과적이다.

(2) 장류의 생리활성성분

- **이소플라본** : 동맥경화를 예방하는 효과가 있으며, 에스트로겐과 길항 작용하여 지나친 에스트로겐 작용을 억제함으로써 유방암을 감소시킨다.
  → 폐경 후에 에스트로겐 분비가 줄어들면 에스트로겐의 호르몬작용을 도와 골밀도를 유지시키는 등의 호르몬 대체요법으로서의 가능성이 제시되고 있다.
- **사포닌** : 항산화활성, 항암활성, 콜레스테롤 감소효과, 간 손상 보호효과 및 항바이러스활성 등의 효과가 보고되고 있다.
- **레시틴** : 레시틴은 대두에 약 2% 함유되어 있는 인지질로서 강한 유화작용이 있으며, 혈관에 부착된 콜레스테롤을 용해하는 작용이 있다.

2 전통 발효식품과 건강- 장류

1) 간장

(1) 간장의 종류

- 간장은 단백질과 20여 종의 아미노산이 풍부한 콩으로 만들어지는 발효식품이다.
- 전통적으로 섭취해온 재래간장은 담근 횟수에 따라 햇간장, 중간장, 묵은 간장(진간장)으로 나누어 국, 찌개, 나물 등에 색이 옅은 햇간장을 사용하고 색이 진한 묵은 간장은 조림, 찜 등에 사용한다.

2) 된장

- 메주로 장을 담가서 장물을 떠내고 남은 건더기 또는 메주로 소금물을 알맞게 부어 익혀 바로 먹는 것이 특징이다.
- 한국 고유의 조미식품으로 간장과 함께 예로부터 전해지며, 음식의 간을 맞추고 맛을 내는 데 기본이 되는 식품이다.
- 된장은 예전부터 우리의 전통 식생활에서 간장, 고추장과 더불어 중요한 조미료 중 하나로 이용되어 왔다.
- 된장자체의 영양적인 가치보다는 다른 식품들과 잘 조화되는 독특한 풍미로 식욕을 돋우는 기능이 있다.
- 단백질성 식품의 가열조리 중에 생성되는 변이원성물질 등 유해물질의 제독기능이 있으며 식품위생 면으로도 중요한 발효식품이라 할 수 있다.

(1) 된장의 영양성분

- 단백질 38% 함유되어 있다.
- 리놀레산 등 불포화지방산이 많이 함유된 지방이 18% 함유 되어 있다.
- 100g당 열량이 128kcal, 단백질 12g, 지방 4.1g, 탄수화물 14.5g, 무기질 17.9g으로 영양이 풍부한 식품이라 할 수 있다.

(2) 된장의 효과

- 고혈압의 예방효과가 있다.
- 항암효과가 있다.

3) 청국장

- 청국장은 겨울철에 마련하는 영양분이 많고 소화가 잘되는 식품이다.
- 청국장은 콩의 발효가공식품 중에서 가장 빠른 시간내(보통 3일 이내)에 숙성되는 식품이다.

(1) 청국장의 특징

- 냄새가 자극적이기는 하지만 고단백질식품이다.
- 독특한 점성과 부드러운 촉감을 가지고 있다.
- 여러 가지 종류의 효소(트립신, 펩신, 아밀레이스, 전화효소, 과산화수소분해효소 등)에 의해 소화성이 좋다.
- 비타민 B_2, B_{12} 등이 많이 함유가 되어 있다.
- 정장효과와 영양성분의 흡수촉진작용 및 혈중 콜레스테롤 감소작용 등의 효능이 있다.

(2) 청국장의 효과

- 장내 부패균 억제효과를 나타낸다.
- 항암효과를 나타낸다.
- 혈전 용해효과를 나타낸다.
- 항산화효과를 나타낸다.

4) 고추장

- 고추장을 담그는 시기는 지방마다, 집집마다 다르다.
  → 대개 3~4월 이전과 음력 8월 15일 추석이 지난 가을에 담근다.
- 고추장은 간장 및 된장과 함께 각 가정에서 담궈 이용해온 우리나라 고유의 기호 조미식품이다.

(1) 고추장의 효과

- 고추와 고추씨의 매운맛을 주는 캡사이신은 항균작용이 있다.
- 고춧가루에는 다량의 베타카로틴과 비타민 C가 함유되어 있다.
  → 항산화 기능 및 항암작용이 있다.
- 캡사이신의 매운맛 때문에 향신료로 이용이 된다.
- 피부를 자극시켜 혈액순환을 촉진시키는 작용을 한다.
- 식품에서 색소 및 방부제의 역할을 한다.

3 김치류

1) 김치류

(1) 김치의 특징

- 김치의 매운맛은 고추의 캡사이신이라는 성분 때문이다.
- 캡사이신은 대사 작용을 활발하게 하여 지방을 태워 없애기 때문에 체내에 지방이 축적되는 것을 막아준다.
- 식욕촉진작용
- 김치는 채소를 주원료로 한다.
  → 각종 양념과 과일, 해산물, 육류 등을 넣은 영양식품이다.
  → 원료에 따라, 기온에 따라, 담그는 솜씨에 따라 맛과 향이 다르다.
- 가정에 따라 독특한 맛과 만드는 법이 있다.
- 김치는 발효식품으로 발효정도에 따라 맛과 영양이 다르다.
  → 발효과정에서 생성된 각종 유기산과 비타민, 무기질에 의해 상쾌한 맛, 향신료에 의한 독특한 맛, 젓갈에 의한 감칠맛 등 맛의 변화가 다양하며 담는 용기에 따라서도 맛이 달라진다.

(2) 김치의 영양소

- 김치의 주재료인 배추, 무, 고추, 파, 마늘 등에는 상당량의 다양한 비타민이 풍부하게 함유되어 있다.
- 김치는 탄수화물이나 단백질, 지방 같은 열량이 많은 영양소의 함량이 적은데 비해 칼슘과 무기질이 많은 알칼리성 식품이다.

(3) 김치의 효능

- 생체조절 : 소화촉진, 면역성을 강화시킨다.
- 질병예방 : 항균성, 소염성, 항돌연변이성, 항암성의 효능이 있다.
- 질병회복 : 상처치료, 혈중 콜레스테롤 저하시키는 효능이 있다.
- 비타민과 신진대사 활성화시키는 효능이 있다.
- 유산균의 정장작용을 한다.

4 해류(식해류, 젓갈)

- 한국의 대표적 젓갈 종류 : 30여종.
- 어장과 식해는 동아시아 식생활에서 중요한 식품.
- 젓갈은 우리 식생활에 빼놓을 수 없는 가정의 중요한 저장 식품.
- 젓갈류는 20% 내외의 소금농도에서 숙성된다.
  → 숙성기간이 6개월에서 1년이 소요된다.
  → 식해의 경우 10% 내외의 소금농도에서 숙성시키므로 숙성이 빠름.

1) 식해

- 주재료에 소금과 쌀밥을 혼합하여 보존하면 유산에 의한 미생물의 작용으로 발효가 일어난다.
  → 산미가 생성되고 산성이 높아짐에 따라 부패세균의 증식이 억제되어 저장성이 부가된다.
- 어육의 자기소화에 의해 각종 아미노산이 생성, 식해의 감칠맛 부여.
- 식해는 지역적으로 만드는 방법 및 재료의 차이에 다르다.
  → 동해 연안의 함경도, 황해도, 강원도, 경상도에서 발달되어 왔다.

2) 젓갈

- 고추의 도입과 함께 김치제조에서 없어서는 안 되는 젓갈은 지방의 특성과 향토 요리에 따라 차이가 있다.
  → 주로 멸치젓과 새우젓을 많이 사용한다.
- 젓갈은 우리나라의 대표적인 수산발효식품이다.
- 젓갈은 제조공정이 간단하다.
  → 숙성 후에 독특한 감칠맛과 풍미를 가지며 소화흡수가 잘된다.
  → 우리나라는 예부터 밥반찬이나 김치 담글 때 부재료로서 사용
- 젓갈의 일반성분
  → 단백질 8~16%, 지방 6~25%, 비타민 B_1, 비타민 B_2 : 0.5~1.5㎍/g, 나이아신은 6~16㎍/g,로 종류에 따른 함량의 차이는 있다.

3) 주류

• 전통주란 전통방식으로 빚은 술을 의미한다.
• 쌀을 주원료로 하고 전통 누룩을 발효제로 사용하여 발효시켜 빚는 것이 특징이다.
• 전통주 등의 산업진흥에 관한 법률에 따르면 전통주란 '중요무형문화재나 식품 명인이 빚은 술이나 농업인이나 농업인 단체가 우리 농산물을 주원료로 하여 제조한 술을 말한다.
• 전통누룩을 사용하여 빚은 술을 전통주로 한정한다.

(1) 전통주의 특징

• 전통주는 우리가 밥으로 먹는 멥쌀이나 찹쌀, 보리, 수수, 기장, 조 등 쌀을 주원료로 하고 있다.
  → 가향이나 약재를 첨가해 발효시킨 술이다.
• 그 맛은 단맛, 신맛, 쓴맛, 매운맛, 떫은맛 등의 오미는 물론이고 '감칠맛'과 '상쾌한맛' 등 칠미와 과일향 등의 부드러운 향취가 있다.
• 전통주는 곡자라고 하는 전통누룩을 발효 효소제로 사용한다.
• 전통누룩에는 전분질을 분해하여 포도당으로 만들어 주는 당화제(효소)와 당을 분해하여 알코올을 생성시키는 발효제(효모)가 있다.
• 전통누룩은 자연적인 상태에서 미생물이 접종되어 배양된 경우이다.
  → 전통누룩을 사용하여 빚은 술은 맛과 향이 깊고 풍부하다.
• 전통주 양조과정은 전분이 당으로 되는 당화과정과 당이 알코올로 바뀌는 발효 과정이 동시에 진행된다.
  → 다른 술에 비해 빚기 어렵고, 높은 기술력을 요한다.
• 전통주는 발효과정만 있는 와인이나 당화과정을 거친 후 발효과정이 순차로 진행되는 맥주와 다르다.

(2) 전통주의 종류

• 전통주는 청주와 탁주, 소주로 나눌 수 있다.
  → 발효가 끝난 술덧에 용수를 박으면 용수 가운데로 맑은 술이 고이는데, 이 맑은 술을 청주라고 한다.
  (현행 주세법에서는 "청주"를 "약주"라고 한다).

- 탁주는 청주를 걸러낸 후 술덧을 바로 체에 거르거나 아니면 물을 첨가하여 체에 걸러내기도 한다.
  → 이를 탁주라고 한다.
- 물을 첨가하여 걸러낸 탁주를 "막걸리"라고 한다.
- 소주는 소주고리 등의 증류장치를 이용하여 청주나 탁주를 증류한 술을 말한다. 이를 증류식 소주라고 한다.
  → 주정에 물을 섞는 희석식 소주와는 다르다.
- 전통주에는 한번 빚는 단양주, 두번 빚는 이양주, 세번 빚는 삼양주 등이 있다.
- 단양주 보다는 이양주나 삼양주가 술을 여러 번에 걸쳐 빚기 때문에 술맛이 깊고 부드러우며 향이 좋고 알코올 도수가 높다.

5 효소

- 건강하게 살기 위해서는 잘 먹어야 한다고 일반적으로 생각하지만 그보다 더 중요한 것은 음식이 몸에 소화 흡수되는 과정이다.
- 모든 음식은 중간에서 흡수 가능한 영양분으로 변화과정을 거치는데 효소는 이렇게 중간에서 영양분으로 변화시키는 역할을 담당한다.
- 효소는 혈액 속에서 생체기능이 원활해지도록 돕는 촉매제 역할을 한다.
- 효소에는 체내에서 저절로 만들어지는 체내효소와 식품에 존재하는 식품효소로 나뉘며 곡식·과일·채소 등 익히지 않고 먹는 모든 식품에도 효소가 존재한다.
- 효소는 소화흡수를 돕고 몸 속 노폐물과 독소를 배출해 신진대사를 촉진시킨다.
  → 면역력을 강화해 몸의 항상성 유지에 도움을 주어 각종 질병을 예방한다.
- 조리된 식사를 많이 하는 경우 효소가 빨리 소모된다.
  → 식단이 서구화되면서 가공식품과 청량음료 등 칼로리를 지나치게 많이 섭취하는 사람들이 많아졌다.
  → 음주·흡연을 하는 사람의 경우 이를 분해하기 위해 많은 효소가 소모된다.
  → 집에서 만들어 먹는 효소액도 몸에 부족한 효소를 보충해 신진대사를 촉진시켜 신체기능이 원활하도록 도와준다.
- 효소가 부족하게 되면 해로운 물질들이 점점 몸 안에 쌓여 신체기관들이 정상적인 기능을 하지 못한다.
  → 혈액순환이 제대로 되지 않아 당뇨나 고혈압 같은 만성질환에 걸릴 확률이 높아진다.

→ 췌장비대나 알레르기 등의 증상을 보이고 증으로 인한 기관지염, 축농증, 방광염, 비염, 관절염 등을 일으킨다.

→ 간이 안 좋으면 미나리효소, 소화기능이 안 좋으면 매실효소, 고혈압·당뇨병 등 성인병이 있으면 솔잎효소를 먹으면 좋다.

→ 미나리는 비타민 C가 다량 함유되어 있는 알칼리성식품이기 때문에 간의 해독기능을 돕는다.

→ 매실효소는 매실에 있는 유기산이 소화액분비가 잘 되도록 돕는다.

→ 솔잎에는 혈당 수치를 낮추는 글리코키닌과 심혈관계를 튼튼하게 하는 루틴 등이 많이 들어있다.

• 발효액은 식전 소주잔 한잔 정도의 양을 물에 2~4배 정도 희석해 마시면 좋다.

• 효소를 집에서 만들 때 재료가 갖고 있는 수분함유량에 따라 설탕의 양을 달리 해야 한다.

→ 아무리 좋은 재료로 만들었다 해도 당도가 높은 효소액은 건강에 좋지 않을 뿐 아니라 당뇨환자에게는 위험할 수 있다.

• 얼매와 미나리는 재료무게의 50% 정도, 쑥은 35% 정도 설탕을 넣어 재료마다 설탕의 양을 달리해 빨리 발효시켜 바로 먹는 것이 좋다.

• **강동 경희대학교병원 한방내과 고창남 교수**는 "효소는 열에 약해 섭씨 45도를 넘어가면 살 수 없는데, 소화기관이 건강한 사람의 경우 싱싱한 과일이나 야채를 먹으면 자연스럽게 효소를 다량 흡수하게 된다."

→ "한국인은 된장·고추장·간장·김치 등을 통해 효소를 섭취할 수 있어 효소 부족을 크게 염려하지 않아도 된다."고 말했다.

→ "효소는 우리 몸의 신진대사 기능이 원활해지도록 돕지만 질병을 완전히 막거나 치료한다고 볼 수 없다"며 "효소는 발효식품에 해당되어 분명히 몸에 이로운 점이 있긴 하지만 발효식품을 만병통치의 치료식품으로 오해하면 안 된다"고 말했다.

'생로병사는 효소에 달려 있다'의 저자이자 효소전문가 박국문 씨에 의하면 "시 중에 파는 효소를 구매할 경우 대부분 당도가 47.2~53%로 너무 높아 구매 시 잘 확인해야 한다."며 "약간 달면서 새콤하며 재료가 가진 향이 나면 제대로 된 제품"이라고 말했다.

→ 시중에 검증되지 않은 제품에는 효소가 얼마나 들었는지 알 수 없고 자칫 설탕범벅을 섭취할 수 있어 주의해야 한다.

1) 효소가 필요한 사람

- 질병이 있는 사람들에게 효과적이다.
- 칼로리를 많이 섭취하는 사람들에게 효과적이다.
- 운동이 부족한 사람들에게 효과적이다.
- 가공식품을 많이 섭취하는 사람들에게 효과적이다.
- 청량음료와 커피를 많이 마시는 사람들에게 효과적이다.
- 술 담배를 많이 하는 사람들에게 효과적이다.

2) 효소의 부작용

부작용은 별로 없지만 효율적인 면에서 무조건 많이 먹는 것은 낭비라 할 수 있다.(당도가 높은 효소의 과도한 섭취삼가)

3) 발효 기간

- 오래두면 효소의 활성도가 파괴되어 더 좋은 효소가 되지 않는다.
- 한창 발효 중일 때 효소의 활성도가 가장 높고 오래 두면 둘수록 효소의 활성도는 뚝 떨어진다.

4) 시판 효소 구입시 유의사항

- 가능한 직접 만들어 먹는 것이 가장 좋다.
- 시중에 나온 제품을 선택할 경우엔 점도가 지나치게 높거나 단맛이 강한 제품 또 새콤한 맛이 나지 않는 제품들은 선택하면 좋지 않다.

XIII

식품의 특수성분 (기본맛과 색)

- 식품은 건강을 지켜주는 영양소 이외에도 특수성분이 포함되어 있다.
- 기호성에 영향을 주는 식품특성으로 색, 모양, 크기 등과 냄새, 맛, 질감 등 촉각, 후각, 미각, 시각, 청각에 의해 느껴지는 것이 있다.
- 특수성분은 직접 영양소로서 작용은 하지 않아도 건강유지에 꼭 필요한 요소이다.
  → 미각, 시각 그리고 후각을 자극해 음식물 섭취에 영향을 준다.

1 식품의 맛

1) 미각

- 식품의 맛은 식품의 품질을 결정하는데 중요 요소라 할 수 있다.
- 식품의 맛을 느끼는 정도는 개인의 성별, 연령, 개성, 생리적·화학적 상태에 따라 다르다.
  → 식품이 가지고 있는 냄새나 온도에 의해서도 변화한다.

2) 맛의 분류

- 해닝(1924년)은 맛을 단맛, 짠맛, 쓴맛, 신맛의 네 가지로 분류(4원미) 하였다.
- 단맛은 혀의 앞부분, 쓴맛은 뒷부분, 신맛은 양쪽가장자리, 짠맛은 혀 앞의 가장자리에서 가장 강하게 느낀다.
- 기타 매운맛, 떫은맛, 구수한맛, 금속맛, 알칼리맛, 아린맛 등이 있다.

(1) 단맛성분

- 당류 및 감미료 : 설탕, 당알코올, 일부 아미노산, 펩타이드, 방향족 화합물, 황화합물
- 당류 : 단당류와 이당류는 단맛, 다당류는 단맛이 거의 없다.
- 설탕 : 일정한 단맛을 나타내기 때문에, 단맛의 표준물질로 사용
- 당알코올 : 당이 환원되어 형성된 것이다.

→ 소르비톨, 만나톨, 덜시톨, 이노시톨 등이 있으며, 모두 단맛을 갖고 있지만, 칼로리를 내지 않아 병원식의 감미료로 사용된다.

▲ 인공감미료

- 뒷맛이 약간 쓴맛이다.
- 대부분 사람에게 유해하다.
  → 사용량을 허용하는 용량을 식품위생법에 규정하고 있다.
- 사카린 : 설탕의 400~500배의 감미, 과량 사용 시
  → 소화효소의 작용에 지장을 초래 한다.
- 콩팥 장애를 일으킨다.
- 둘신(ducin) : 설탕의 250배 정도의 감미료이다.
  → 소화장애, 발암 등으로 사용금지하고 있는 감미료이다.
- 사이클로헥실설파메이트 : 설탕의 30~40배의 감미 효과를 낸다.
  → 독성으로 인해 사용을 금지하고 있다.

(2) 짠맛성분

- 짠맛은 매우 중요한 맛이다.
  → 조리의 가장 기본적인 맛의 성분이라 할 수 있다.
- 짠맛 성분은 무기 및 유리 알칼리염이 주성분을 이루고 있다.
- 주로 음이온에 의존하고 있다.
  → 양이온은 쓴맛이 난다.

(3) 신맛

- 무기산과 유기산 성분
- 용액 중에 해리되어 있는 수소이온과 해리되지 않은 산 분자에서 기인한다.

(4) 쓴맛

- 다른 맛보다 매우 민감해서 미각신경에 느껴진다.
  → 식품의 전체 맛에 영향을 미친다.
- 혀의 뒷부분에서 예민하게 지각이 된다.
- 비교적 장시간 지속이 된다.

(5) 매운맛

- 미각이라기보다는 구강 내에서 감지하는 통각이라 할 수 있다.

(6) 떫은맛

- 혀 표면의 점성단백질이 일시적으로 변성, 응고되어 미각신경이 마비됨으로서 일어나는 수렴성의 맛이라 할 수 있다.

→ 특히 감, 차, 커피, 맥주, 포도주, 도토리 등에서 나타남

(7) 감칠맛

- 단일 물질에 의한 맛이 아닌 여러가지 맛을 내는 성분이 혼합된 것이다.

→ 단맛, 짠맛, 신맛, 쓴맛이 잘 조화된 구수한 맛을 표현한다.

(8) 아린맛

- 무기염류, 배당체, 타닌, 유기산 등에 의한 것이다.
  → 쓴맛과 떫은맛이 복합적으로 섞인 맛, 죽순, 고사리, 우엉, 가지(충분히 우려내다), 토란(쌀뜨물에 삶음)

2 맛의 상승과 감소 → 맛의 변화

① 맛의 대비(강화) 단맛 + 소량의 짠맛 – 단맛을 강화시켜 준다.

② 맛의 억제(짠맛 ↔ 단맛, 신맛 단맛 억제)

③ 맛의 상승(맛난 맛) 효과를 얻을 수 있는 식품

: 양지머리, 멸치, 생선우린 맛 등이 그 예이다.

• 핵산계(이노신산) = 고기, 생선의 맛난 맛
• 아미노산계(글루타민산) = 다시마, 된장, 간장 : 천연조미료 역할을 한다.
• 유기산계(시원한 맛 : 호박산) = 조개, 모시조개, 대합, 백합 등이 있다.
• 국물맛 내는 식품 : 표고버섯(구아닌산), 조개, 멸치, 소고기등이 대표적이다.

④ 맛의 변조 : 강한 맛 후에 약한 맛을 잘 모르는 상태를 의미한다.
• 쓴 약을 먹은 후, 물을 마시면 물이 달작지근하다.(혀의 이상현상)
• 어린아이들에게는 자극적인 음식이 혀의 '미뢰'를 손상시킬 수 있다.
• 짠맛 + 신맛 = 더 짜다.
• 단맛 + 신맛 = 단맛이 감소된다.
• 맛난 맛을 여러 가지 섞어서 독특한 맛을 낸다 : 맛의 상승
• 쌀뜨물 : Vit B_1 공급, 맛의 상승(맛난 맛)을 낸다.

[출처 : 제2편 식품학 : (2-7) 식품의 분류 - 특수성분|작성자 풀섶]

1) 식품의 특수성분

• 생강의 특수성분 : 진저롤
• 겨자(겨자의 씨앗가루) : 시니그린
따뜻한 70도씨 물로 개기, 한쪽방향으로 빨리 갠 다음 → 숙성시킨다.
• 참기름의 특수성분 : 세사몰
• 후추의 특수성분 : 캐비신
• 마늘의 특수성분 : 알리신
• 고추의 특수성분 : 캡사이신(동남아시아), 베트남, 이태리(지압분해효소)
• 와사비(고추냉이 뿌리) : 생선에 매운맛, 아릴이소티오시아네이트
• 산초 : 옛날 김치의 매운맛, 변비방지
• 생선비린내 : 트리메틸아민 → 공기와 접촉을 통해 발생된다.
※ 어취제거방법 : 깨끗이 씻는다, 끓는 물을 살짝 부어 표면을 닦아낸다. 뚜껑 열고 조리한다. 산처리를 한다.

3 식품의 냄새

① 식물성 식품의 냄새 : 알코올, 에스테르류, 유화화합물
② 동물성 식품의 냄새 : 식육과, 어육에는 아민류, 우유 및 유제품에는 지방산과

카르보닐 화합물이 냄새 성분의 주체를 이룬다.
- 식품의 보존에 의한 변질에 의한 냄새발생
- 미생물 번식에 의한 냄새발생
- 식품자체의 효소작용에 의한 냄새발생
- 공기 중의 산화로 인한 비타민 파괴 및 지방산패에 의한 냄새 발생

4 식품의 색

1) 식물성 식품의 색

- 클로로필(엽록소)
- 카로티노이드
- 플라보노이드(안토잔틴) : 백색채소와 감자 등 담황색 채소에 많이 함유되어 있다.
- 안토사이아닌 : 블루베리, 검정콩 등에 많이 함유되어 있다.

2) 동물성 식품의 색

- 헴(heme) : 헤모글로빈의 색소 부분이다.
- 카로티노이드계 색소 : 황색계통의 색소로 카로틴, 크산토필이 있다.

5 식품의 갈변

1) 효소적 갈변 : 갈색화 반응에 효소가 관여한다.

- 식품 중에 존재하는 폴리페놀화합물이 산소에 의해 갈색의 멜라닌 색소를 생성한다.

2) 비효소적 갈변

- 캐러멜화 반응 : 당류가 일으키는 산화반응 등에 의해 생기는 현상이다.
- 아스코르브산 산화반응 : 아스코르브산 분해에 의한 착색을 일으킨다.
- 아미카보닐 반응 : 식품의 저장, 조리, 가공과정에서 일어나는 성분 간 반응의 형태이다.

현대인들을 위한 식생활과 건강

문제은행

요약정리

참고문헌

현대인들을 위한 식생활과 건강

문제은행

001 고도의 경제 신장과 산업화의 급격한 신장으로 식품산업과 경제신장이 급격히 발달한 시기는 언제인가요?

① 1960년대 ② 1970년대 ③ 1980년대 ④ 1990년대

정답 ③

002 한국인을 위한 식생활 목표 중 영양섭취 기준에 속하지 않는 것은 무엇인가요?

① 칼슘, 철, 비타민 A, 비타민 C, 리보플라빈의 섭취를 늘린다.
② 소금은 1일 5그램 이하로 섭취
③ 건강한 신장을 유지한다.
④ 알코올 섭취량을 1일 4그램 이하로 줄인다.

정답 ③

003 세계 보건기구 WHO에서 "건강이란" 무엇인가요?

① 몸만 건강한 상태를 유지 하는 것
② 삶의 질을 높이는 것은 경제적인 여유
③ 병이 없거나 허약함이 없는 것만이 아니라 신체적으로나 정신적, 사회적으로 안녕한 상태를 말한다.
④ 경제적인 삶이 우선인 삶

정답 ③

004 **식품의 유통기한을 맞게 설명한 것은 어느 것인가요?**

① 식품의 제조 유통업자가 소비자에게 유통하거나 판매하는 것을 허용하게 되는 마지막 날
② 제조 일자보다 포장 일자가 중요함
③ 품질 유지기한은 표기하되 소비기한은 표기하지 않아도 됨
④ 제품 유지기한이 중요하므로 제조 일자는 표기하지 않아도 됨

정답 ①

005 **수입상품 선택 방법시 올바르지 않은 것은 무엇인가요?**

① 식품위생법에 의거한 식품표시 확인
② 원산지 표시확인
③ 화학물질의 냄새가 나는지 확인
④ 건조식품 등의 식품은 마른상태만 확인

정답 ④

006 **한국인과 세계인들의 영양섭취로 틀리게 설명한 것은 무엇인가요?**

① 짠 음식을 피하고 싱겁게 먹기
② 임산부는 알코올 함량이 적은 술은 한 두잔 마셔도 됨
③ 고기는 기름을 떼어 내고 먹기
④ 튀긴 음식 적게 먹기

정답 ②

007 **식품 중에 식중독균, 병원균, 유독·유해물질 등의 식품 위해물질이 함유되지 않은 것을 의미하는 것은 무엇인가요?**

① 식품위생의 안전성　　② 안정성
③ 사용성　　④ 유효성

정답 ①

008 **열에 약하여 60도씨에서 30분, 끓은 온도에서 잠깐이면 사멸, 음식을 섭취하기 전에 식품을 가열하면 사멸되는 균은 무엇인가요?**

① 테트로도톡신 ② 솔라닌
③ 살모넬라균 ④ 무스카린

정답 ③

009 **복통, 설사, 구토의 전형적인 급성 위장염 증상의 식중독은 무엇인가요?**

① 리스테리아 식중독 ② 황색포도상구균 식중독
③ 살모넬라식중독 ④ 장염비브리오 식중독

정답 ④

010 **식중독의 예방관리로 맞지 않은 것은 무엇인가요?**

① 식품과 조리기구의 취급과 보관 중 미생물에 오염되지 않도록 유의
② 식품 내부까지 충분히 가열하고 조리된 음식은 즉시섭취하고 남은 음식은 냉장보관
③ 식품이나 조리 기구에 의한 교차오염 주의
④ 손은 하루에 두번만 씻는다.

정답 ④

011 **공기, 접촉, 물 등의 경로를 통해 전염되는 바이러스성 세균은 무엇인가요?**

① 살모넬라 ② 노로바이러스
③ 복어독 ④ 감자독

정답 ②

012 독소 섭취 후 심한 경우에는 발증 이후 10분 이내에 사망, 치사율 60%로 동물성 자연독 중 가장 많이 발생하는 복어에 들어있는 독성분은 무엇인가요?

① 솔라닌 ② 살모넬라
③ 병원성대장균 ④ 테트로톡신

정답 ④

013 자연 식중독 중 사망률이 가장 높으며 독버섯에 들어있는 독성분은 무엇인가요?

① 무스카린 ② 솔라닌
③ 테트로톡신 ④ 아플라톡신

정답 ①

014 식품, 첨가물, 기구 또는 용기, 포장의 표시기준에 관한 사항을 규정하여 식품 등의 위생적인 취급을 도모하고 소비자에게 정확한 정보를 제공하기 위한 목적으로 실시하는 제도는 무엇인가요?

① 식품등록제도 ② 식품표시제도
③ 식품섭취제도 ④ 식품위생제도

정답 ②

015 유전자 재조합 식품 중 우리나라에서 수입이 승인된 것 중 맞지 않은 것은 무엇인가요?

① 콩 ② 옥수수
③ 면화 ④ 소고기

정답 ④

016 품의 안전과 관련해 자주 문제가 되는 것으로 맞지 않은 것은 무엇인가요?

① 식중독 ② 식품오염
③ 암원성 물질 ④ 말라리아

정답 ④

017 암원성물질(발암물질)로 식품 자체에 포함된 물질로 맞지 않은 것은 무엇인가요?

① 방향족 탄화수소(벤조피렌)
② 소철(蘇鐵)의 열매(사이카신)
③ 고사리(플라본 유도체)
④ 머위의 새순(알칼로이드의 페타시테닌)

정답 ①

018 식품을 가공하는 과정 중에 생성되는 유해물질로 맞지 않은 것은 무엇인가요?

① 벤조피렌(Benzopyren) ② 퓨란(Furan)
③ 니트로사민(Nitrosamine) ④ 천연색소(오징어먹물색소)

정답 ④

019 다음 괄호 안에 들어갈 알맞은 말을 고르시오.

식품 첨가물중 암원성이 확인되어 있는 것으로(   )와 (   )등이 있다.

① 구연산, 글루콘산
② 적색타르색소, BHA(브틸히드록시아니솔)
③ 캐러멜색소, 치자적색소
④ 적양배추색소, 카카오색소

정답 ②

020 **다음 괄호 안에 들어갈 알맞은 말을 고르시오.**

> 식품의 안전성을 확보하기 위한 행정적 조치를 (   )이라고 한다.

① 식품위생 행정
② 안정성
③ 유효성
④ 사용성

정답 ①

021 **음식을 만들기 전 미생물의 오염과 증식을 막기 위한 기본적인 행동 중 우선이 되어야 할 것은 무엇인가요?**

① 손씻기
② 핸드 마사지
③ 핸드크림 바르기
④ 페티큐어 바르기

정답 ①

022 **환경오염에 따라 소비자의 식탁에 오르는 농·수·축산물이나 식수의 2차 오염에 대한 우려가 높아지고 있다. 이 가운데 노출 빈도가 높은 대표적인 중금속으로 맞지 않은 것은 무엇인가요?**

① 카드뮴(Cadmium)
② 납(Lead)
③ 비소(Arsenic)
④ 벤조피렌(Benzopyren)

정답 ④

023 **냉장고 안전 10계명 중 옳지 않은 것은 무엇인가요?**

① 냉장이나 냉동이 필요한 식품은 들고 온 후 바로 냉장고나 냉동고에 넣는다.
② 식품표시사항(보관방법)을 확인한 후 보관한다.
③ 냉장고는 음식물로 꽉 채워 놓는다.
④ 냉장고 문을 자주 여닫지 않는다.

정답 ③

024 과일이나 채소 세척시 남아있는 잔류농약, 이물질 등을 제거하기 위한 올바른 세척방법은 무엇인가요?

① 식초나 소금, 숯, 베이킹파우더 등은 잔류농약을 제거하는데 도움이 된다.
② 세제를 풀어 담가 놓는다.
③ 맑은물에 바로 씻어 껍질채 먹는다.
④ 물에 1분정도 담근 후 세척한 다음 다시 새 물로 갈아 세척 후 흐르는 물로 깨끗이 헹구어낸다.

정답 ④

025 아래의 화학물질이 인체에 미치는 영향은 무엇인가요?

- 다이옥신류(Dioxins)
- 프탈레이트(Phthalates)
- 비스페놀A(BisphenolA)
- 폴리염화비페닐류(PCBs, Polychlorinated biphenyls)
- 알킬페놀류(Alkylphenolic compounds)

① 내분비계장애　② 외분비계장애
③ 아데노이드비대증　④ 식욕부진

정답 ①

026 식품 알레르기 관리의 필요성으로 맞지 않은 것을 무엇인가요?

① 식품알레르기는 어린이 아토피피부염의 주요원인이다.
② 식품알레르기는 어린이와 가족의 삶의 질에 큰 영향을 미친다.
③ 식품알레르기의 급성반응은 생명에 위험을 줄 수 있다.
④ 식품알레르기는 어린이보다 성인에게서 발생률이 높다.

정답 ④

027 **식품 면역반응으로 꽃가루, 집먼지진드기, 식품 등으로 인한 알레르기반응을 일으키는 증상은 무엇인가요?**

① 아토피피부염, 천식 ② 여드름
③ 변비 ④ 간염

정답 ①

028 **아동기와 청소년기에 주의해야할 알레르기식품 중 맞지 않은 것은 무엇인가요?**

① 갑각류 ② 땅콩
③ 계란 ④ 채소

정답 ④

029 **알레르기를 유발하는 동물성 식품으로 유제품에 해당하는 것은 무엇인가요?**

① 치즈 ② 초콜릿
③ 고등어 ④ 닭고기

정답 ①

030 **식품 알레르기 진단방법 중 주요사항으로 맞지 않은 것은 무엇인가요?**

① 과거의 명백한 증상 ② 식품 유발검사
③ 피부반응검사 ④ 소변검사

정답 ④

031 **식품 중 체내에서 대사과정을 조절하며 에너지를 내어 생명을 유지하게 하는 물질을 무엇이라고 하나요?**

① 지방 ② 단백질
③ 탄수화물 ④ 영양소

정답 ④

032 **영양소의 기능과 역할을 설명한 것 중 맞지 않은 것은 무엇인가요?**

① 몸의 구성 물질
② 에너지의 공급원
③ 탄수화물, 단백질: 1g당 9kcal, 지질: 4kcal
④ 생리기능조절

정답 ③

033 **우리 몸에 꼭 필요한 여섯가지 영양소는 무엇인가요?**

① 탄수화물, 지방, 단백질, 비타민, 무기질, 물
② 탄수화물, 지방, 단백질, 비타민 E, 무기질, 물
③ 탄수화물, 지방, 단백질, 비타민 K, 무기질, 물
④ 탄수화물, 지방, 단백질, 비타민 D, 무기질, 물

정답 ①

034 **탄수화물의 종류 중 다당류에 해당하는 것은 무엇인가요?**

① 맥아당, 설탕, 유당 ② 전분, 글리코겐, 식이섬유
③ 포도당, 과당, 갈락토오스 ④ 맥아당, 포도당, 과당

정답 ②

035 **아래의 내용은 무엇을 설명하는지 알맞은 답을 고르시오.**

- 주요에너지 공급원, 단백질 절약작용, 중추신경계의 기능유지, 장건강유지
- 음식에 단맛제공, 케토시스 방지

① 탄수화물의 기능 ② 단백질의 기능
③ 지방의 기능 ④ 비타민의 기능

정답 ①

036 **아래의 내용은 무엇을 설명하는지 알맞은 답을 고르시오.**

- 고효율의 에너지 공급원, 지용성 비타민의 급원 및 흡수촉진
- 필수지방산의 공급, 세포막 및 뇌조직의 구성성분
- 체내 활성물질 합성, 맛과 향비, 포만감 제공
- 체온조절 및 장기 보호기능

① 탄수화물의 기능 ② 단백질의 기능
③ 지방의 기능 ④ 무기질의 기능

정답 ③

037 **아래의 내용은 무엇을 설명하는지 알맞은 답을 고르시오.**

신체조직 기능, 효소, 호르몬 및 항체합성, 체액의 균형유지, 체액의 산, 염기 평형 유지, 산소 및 영양소 운반, 에너지 공급원, 포도당 합성으로 혈당 유지

① 탄수화물의 기능 ② 단백질의 기능
③ 지방의 기능 ④ 산소의 기능

정답 ②

038 지용성 비타민으로 맞는 것은 무엇인가요?

① 비타민 A, D, E, K
② 비타민 B_1, B_2, B_{12}
③ 나이아신(niacin)
④ 판토텐산(pantothenic acid)

정답 ①

039 비타민 A의 결핍으로 나타나는 증상은 무엇인가요?

① 괴혈병
② 각기병
③ 야맹증
④ 펠라그라

정답 ③

040 19세~29세 여자의 수분 섭취 기준은 일일 몇 mL인가요?

① 1,000mL
② 1,200mL
③ 1,400mL
④ 1,500mL

정답 ①

041 다량 무기질의 종류로 맞게 나열된 것은 무엇인가요?

① 칼슘, 인, 황, 칼륨, 나트륨, 염소, 마그네슘
② 철, 아연, 구리
③ 요오드, 망간, 크롬
④ 불소, 몰리브덴, 셀레늄

정답 ①

042 **뼈, 치아형성, 혈액응고, 신경전달, 근육수축에 관여하는 무기질은 무엇인가요?**

① 나트륨(Na) ② 칼륨(k)
③ 인(p) ④ 칼슘(ca)

정답 ④

043 **갑상선 호르몬과 기초대사에 관여하며 해조류에 많이 들어있는 무기질은 무엇인가요?**

① 아연(cu) ② 요오드(I)
③ 구리(Se) ④ 불소(F)

정답 ②

044 **다음 괄호 안에 들어갈 알맞은 말을 고르시오.**

( )은 생명유지에 필수적으로 가장 자주 공급해 주어야 하는 영양소이다.

① 탄수화물 ② 지방
③ 수분 ④ 단백질

정답 ③

045 **수분의 기능으로 맞지 않은 것은 무엇인가요?**

① 신체주요 구성성분 ② 영양소의 배출과 노폐물의 축적
③ 체내 화학반응에 관여 ④ 체온조절

정답 ②

046 영양소의 소화와 흡수 과정으로 맞지 않은 것은 무엇인가요?

① 섭취된 모든 식품은 입으로 부터 소화기관을 거쳐 지나는 동안 여러 가지 화학작용이나 반응들이 일어나 식품속의 영양소들을 유용한 형태로 만들어 준다.
② 효소에 의해 각각의 영양소들은 흡수되기 좋은 상태로 분해된다.
③ 영양소가 수용성인지 지용성인지에 따라 혈액과 림프계로 나뉘어 흡수된다.
④ 모든 영양소는 위에서 흡수된다.

정답 ④

047 대부분의 영양소가 소화, 흡수되며 탄수화물, 지방, 단백질의 소화와 윤활작용을 하는 곳은 어디인가요?

① 위장　　② 소장
③ 대장　　④ 간장

정답 ②

048 단백질의 최초 소화가 일어나는 곳은 어디인가요?

① 소장　　② 위장
③ 비장　　④ 대장

정답 ②

049 대장의 흡수기능으로 맞지 않은 것은 무엇인가요?

① 많은 대장균이 살고 있어 섬유소를 분해한다.
② 주로 수분이 흡수되고 찌꺼기는 대변이 된다.
③ 대장에서는 소화효소가 분비되지 않아 소화는 일어나지 않는다.
④ 대부분의 수분과 영양소가 흡수된다.

정답 ④

050 수용성 영양소의 흡수과정으로 맞게 설명한 것은 무엇인가요?

① 융털의 모세혈관 → 간문맥 → 심장 → 온몸
② 융털의 암죽관 → 림프관 → 가슴림프관
③ 융털의 암죽관 → 림프관 → 가슴림프관 → 심장 → 온몸
④ 융털의 모세혈관 → 간문맥 → 가슴림프관 → 심장 → 온몸

정답 ①

051 단백질의 소화과정으로 맞게 설명한 것은 무엇인가요?

① 소장에서의 이자액(라이페이스)에 의해 지방산과 모노 글리세리드로 분해된다.
② 쓸개즙은 소화효소는 없지만 단백질을 유화시켜 단백질의 소화를 돕는다.
③ 위의 위액(펩신), 소장의 이자액(트립신)과 장액(펩티데이스)에 의해 아미노산으로 분해 된다.
④ 장액(말테이스)에 의해 포도당으로 분해된다.

정답 ③

052 다음 괄호 안에 들어갈 알맞은 말을 고르시오.

> 식품 내에 존재하는 영양소들이 인체에서 사용되기 위해서는 소화기관 내에서 (   )와(   )라는 과정을 통해 몸 안의 세포내로 들어온 이후에야 사용이 가능해진다.

① 소화, 흡수　　② 소화, 배설
③ 영양, 흡수　　④ 흡수, 배설

정답 ①

053 **음식물 섭취 후 영양소로 흡수된 나머지는 몸속의 여러 기관을 거친 다음 몸 밖으로 나오게 되며, 각 기관에서 쓰이고 남은 것은 어디에 저장되나요?**

① 위 ② 간
③ 소장 ④ 대장

정답 ②

054 **항산화작용으로 세포막의 안정성을 유지시키며 면역능력과 관련이 있는 영양소는 무엇인가요?**

① 비타민 A ② 비타민 E
③ 지질 ④ 단백질

정답 ②

055 **다음 괄호 안에 들어갈 알맞은 말을 고르시오.**

> 아연, 셀레늄, 마그네슘 등의 무기질이 결핍되거나 카드뮴, 크롬, 납 등의 중금속에 중독되면(   )이 떨어진다.

① 면역능력 ② 항산화작용
③ 단백질합성기능 ④ 소화과정

정답 ①

056 **유전으로 인한 병이며 태어난 후 몇 달 동안은 정상적으로 보이지만 3~5개월 사이에는 주위에 무관심하고 한살이 되면서 지능저하를 보이는 결핍증은 무엇인가요?**

① 퀴시오카 ② 페닐케톤뇨증
③ 마라스무스 ④ 야맹증

정답 ②

057 **인슐린의 분비량이 부족하거나 정상적인 기능이 이루어지지 않는 등의 대사 질환의 일종인 것은 무엇인가요?**

① 당뇨병
② 고혈압
③ 고지혈증
④ 심근경색

정답 ①

058 **식이섬유질이 적은 식사를 하면 대변의 양이 적어지고, 수분이 모자라 건조해지며 대변이 창자 내에 오래 머물게 되어 배변이 힘들어지면서 나타나는 증상은 무엇인가요?**

① 설사
② 살모사
③ 메두사
④ 변비

정답 ④

059 **무엇을 설명한 것인가요?**

> 비정상적인 세포가 증식하는 것으로, 위험인자로는 유전, 흡연, 공해, 식생활등과 과다한 지방섭취가 원인이 된다.

① 암
② 당뇨
③ 변비
④ 비만증

정답 ①

060 **코티솔의 기능으로 맞지 않은 것은 무엇인가요?**

① 부신피질자극호르몬에 의해 부신피질로부터 분비
② 포도당 신생합성을 증진
③ 지방분해를 촉진
④ 인슐린분비 촉진

정답 ④

061 다음 괄호 안에 들어갈 알맞은 말을 고르시오.

> 식품은 여러 종류의 성분을 가진 화합물질로 구성되어 있으며 그 중에 생명 유지에 필요한 물질을 (   )라고 한다.

① 영양소 ② 신진대사
③ 탄수화물 ④ 단백질

정답 ①

062 육류의 특징과 구성성분으로 맞지 않은 것은 무엇인가요?

① 비타민으로는 티아민 · 리보플라빈 · 나이아신 등이 함유되어 있다.
② 구수한 맛 성분으로는 피리독신, 판토텐산, 리보플라빈, 아스코르브산 등이 있다.
③ 육류의 소화율은 대략 95% 정도이나 조리방법에 따라 조금씩 다르다.
④ 생육일 경우 소화율은 94.0%, 불고기 95.2%, 버터구이 75.5%, 소금 절임고기 94.3% 정도이다.

정답 ②

063 육류의 설명으로 옳지 않은 것은 무엇인가요?

① 육류는 단백질의 좋은 급원으로, 특히 성장기 어린이의 뼈와 근육을 형성하는 데 큰 비중을 차지한다.
② 최근 식생활의 서구화로 육류 섭취는 비만으로 대표되는 성인병의 원인이 되었다.
③ 비만과 같은 성인병이 걱정되는 소비자는 되도록 살코기 위주로 섭취한다.
④ 수입육류의 경우 먹을 수 없다.

정답 ④

064 살코기 중에 주로 많이 들어있는 비타민군은 무엇인가요?

① 비타민 B군 ② 비타민 A군
③ 지질 ④ 물

정답 ①

065 우유의 주성분으로 구성된 것은 어느 것인가요?

① 비타민, 지방
② 탄수화물, 단백질
③ 단백질, 탄수화물, 무기질, 비타민
④ 무기질, 비타민

정답 ③

066 아래의 설명을 읽고 무엇을 설명한 것인지 알맞은 것을 고르시오.

- 쌀밥보다 열량이 적고, 섬유질이 많아 소화율이 낮다.
- 이것의 단백질은 질적으로 우수하지 못하다.
- 무기질로 인과 칼슘이 많고 비타민 B_1이 많이 들어있다.
- 지질 2% 함유 : 주요지방산은 올레산, 리놀레산
- 쌀보다 섬유소가 많기 때문에 소화 및 흡수율은 떨어진다.

① 현미 ② 보리
③ 찹살 ④ 옥수수

정답 ②

067 면역기능을 높여주며 고혈압과 암을 예방해주며, 노화 억제기능 등 혈압을 낮추는 성분이 있어 고혈압 예방에 효과가 있는 곡류는 무엇인가요?

① 보리 ② 메밀
③ 옥수수 ④ 고구마

정답 ②

068 **아래의 설명에 알맞은 것을 고르시오.**

- 탄수화물인 전분이 많음. 단백질은 20% 함유
- 특수 성분으로 사포닌 함유콩과 같이 칼륨과 인이 많으며, 비타민도 많이 들어 있음.

① 팥과 녹두 ② 쌀과 보리
③ 콩과 보리 ④ 수수와 팥

정답 ①

069 **아래의 설명은 무엇을 설명한 것인가요?**

- 질소화합물이 많고, 약 1/3 은 단백질로 구성
- 단백질의 아미노산 구성 : 고기와 같이 염기성 아미노산이 많고, 식물성 단백질 중 라이신이 많은 식품
- 황을 포함한 휘발성 유성분 술포라팬(sulphoraphane)과 인돌이 있어 암 예방효과

① 홍당무 ② 양상추
③ 양배추 ④ 오이

정답 ③

070 **다음 설명을 읽고 알맞은 것을 고르시오.**

- 비타민 C의 함량이 월등히 높음.
- 특수성분(술포란팬, 인돌, 베타카로틴, 루테인, 퀘르세틴 등) : 노화지연, 백내장으로부터 눈을 보호, 알레르기 관련 염증반응 낮춤
- 폐기능 향상, 암예방, 당뇨병성 합병증 예방

① 브로콜리 ② 양배추
③ 시금치 ④ 양파

정답 ①

071 수분이 84~88%로 알레르기와 관련 염증반응 낮춰주고, 뇌와 기관지 종양의 성장을 지연, 오염물질이나 흡연으로부터 폐를 보호, 체내 대사생리 등 항암효과가 우수한 식품은 무엇인가요?

① 사과　② 딸기
③ 귤　④ 배

정답 ④

072 카로틴과 비타민 C는 사과의 10배 정도이며, 항암효과, 노화지연, 폐기능 향상, 당뇨병성 합병증 예방에 효과가 있는 식품은 무엇인가요?

① 감　② 배
③ 귤　④ 포도

정답 ①

073 알긴산이 다량 함유되어 있으며 노화를 지연, 당뇨병성 합병증 예방, 폐기능 향상, 요오드와 칼슘, 철분 등이 다량 함유되어있는 식품은 무엇인가요?

① 김　② 한천
③ 미역　④ 버섯

정답 ③

074 퀘르세틴이 있어 심장병과 암예방, 알레르기 관련 염증반응을 지연시켜주며, 뇌와 기관지 종양의 성장 지연 및 오염물질이나 흡연에서 폐를 보호하는 식품은 무엇인가요?

① 포도　② 딸기
③ 파프리카　④ 양배추

정답 ①

075 버섯의 영양 및 성분으로 알맞지 않은 것은 무엇인가요?

① 단백질과 지방이 적고, 잘 소화되지 않는다.
② 인산이 많으며, 다른 식품에 비해 철, 구리, 망간 등 특수성분이 많다.
③ 철분이 다량함유
④ 무기질은 칼륨 60% 이상 차지

정답 ③

076 우리의 전통 발효 식품으로 장류에 속하지 않은 것은 무엇인가요?

① 간장　② 된장
③ 신장　④ 청국장

정답 ③

077 아래의 설명을 읽고 무엇을 설명한 것인지 알맞은 것을 고르시오.

> 유방암을 감소시키고, 폐경 후에 에스트로겐 분비가 줄어들면 에스트로겐의 호르몬작용을 도와 골밀도를 유지시키는 등의 호르몬 대체요법으로서의 가능성이 제시되고 있다.

① 사포닌　② 레시틴
③ 이소플라본　④ 올리고당

정답 ③

078 **아래의 설명을 읽고 무엇을 설명한 것인지 알맞은 것을 고르시오.**

- 단백질 38%.
- 리놀레산등 불포화지방산이 많이 함유된 지방이 18%.
- 100g당 열량이 128kcal, 단백질 12g, 지방 4.1g, 탄수화물 14.5g, 무기질 17.9g으로 영양이 풍부한 식품.

① 된장 ② 간장
③ 고추장 ④ 선인장

정답 ①

079 **청국장의 특징으로 올바르지 않은 것은 무엇인가요?**

① 냄새가 자극적이기는 하지만 고단백질식품
② 효소(트립신, 펩신, 아밀레이스, 전화효소, 과산화수소분해효소 등)에 의해 소화성이 좋다.
③ 비타민 D와 비타민 K 등이 많이 함유
④ 정장효과와 영양성분의 흡수촉진작용 및 혈중 콜레스테롤 감소작용 등

정답 ③

080 **청국장의 효과로 맞지 않은 것은 무엇인가요?**

① 장내 부패균 억제효과 ② 항암효과
③ 항산화효과 ④ 혈전효과

정답 ④

081 다음 괄호 안에 들어갈 알맞은 단어를 고르시오.

김치의 매운맛은 고추의 (   )이라는 성분 때문이다. 우리 몸의 대사작용을 활발하게 하여 (   )이 축적되는 것을 막아준다.

① 캡사이신, 지방
② 트립신, 지방
③ 펩신, 지방
④ 콜레스테롤, 지방

정답 ①

082 아래의 설명은 무엇을 설명한 것 인지 알맞은 것을 고르시오.

- 멥쌀이나 찹쌀, 보리, 수수, 기장, 조 등 쌀을 주원료로 하고, 여기에 가향이나 약재를 첨가해 발효시킨 술.
- 그 맛은 단맛, 신맛, 쓴맛, 매운맛, 떫은맛 등의 오미는 물론이고 '감칠맛'과 '상쾌한 맛' 등 칠미와 과일향 등의 부드러운 향취가 있다.

① Max
② Cass
③ 양주
④ 전통주

정답 ④

083 효소에 대한 설명으로 맞지 않은 것은 무엇인가요?

① 질병이 있거나 칼로리를 너무 많이 섭취하는 사람한테 필요하다.
② 부작용은 전혀 없지만 효율적인 면에서 무조건 많이 먹는 것은 낭비다.
③ 가능한 직접 만들어 먹는 것이 좋다.
④ 시중에 나온 제품을 선택할 경우엔 점도가 높거나 단맛이 강한 제품을 선택한다.

정답 ④

084 **아래의 설명은 무엇을 설명한 것 인지 알맞은 것을 고르시오.**

- 우리나라의 대표적인 수산 발효식품.
- 제조공정이 간단하고, 숙성 후에 독특한 감칠맛과 풍미를 가지며 소화흡수가 잘 되어 우리나라는 예부터 밥반찬이나 김치를 담글 때 부재료로서 사용.

① 효소 ② 고추장 ③ 청국장 ④ 젓갈

정답 ④

085 **해닝은 맛을 4가지(4원미)로 분류했는데 어떻게 분류했나요?**

① 단맛, 짠맛, 신맛, 쓴맛
② 단맛, 짠맛, 떫은맛, 쓴맛
③ 단맛, 짠맛, 매운맛, 쓴맛
④ 단맛, 짠맛, 구수한맛, 쓴맛

정답 ①

086 **단맛 성분의 종류로 맞지 않은 것은 무엇인가요?**

① 설탕
② 당알코올
③ 펩타이드
④ 헬리코박터파이로리균

정답 ④

087 **아래의 설명은 무엇을 설명한 것인가요?**

- 설탕의 400~500배의 감미
- 과량사용시 소화효소의 작용에 지장
- 콩팥 장애
- 뒷맛이 약간 쓰다.

① 당알코올
② 사카린
③ 둘신(ducin)
④ 사이클로헥실설파메이트

정답 ②

088 아래의 내용은 무엇을 설명한 것인지 알맞은 것을 고르시오.

- 다른 맛보다 매우 민감해서 미각신경에 느껴지며, 식품의 전체 맛에 영향을 미친다.
- 혀의 뒷부분에서 예민하게 지각되고, 비교적 장시간 지속

① 단맛 ② 신맛
③ 쓴맛 ④ 매운맛

정답 ③

089 미각이라기보다는 구강 내에서 감지하는 통각은 무엇인가요?

① 아린맛 ② 매운맛
③ 감칠맛 ④ 떫은맛

정답 ②

090 맛의 상승(맛난 맛)의 관계로 맞지 않은 것은 무엇인가요?

① 핵산계(이노신산) – 고기·생선의 맛난 맛
② 국물맛 – 표고버섯(구아닌산), 조개, 멸치, 소고기
③ 아미노산계(글루타민산) – 다시마, 마요네즈, 후추 등 인공조미료
④ 유기산계(시원한 맛 : 호박산) – 조개, 모시조개, 대합, 백합 등

정답 ③

091 식품은 사람의 건강을 유지하기 위한 수단이 되고, 필요한 상품으로 유통되기 위해서 갖추어야 할 조건이 아닌 것은 무엇인가요?

① 기능성 ② 기호성
③ 경제성 ④ 호환성

정답 ④

092 **식품 표시에 맞지 않은 것은 어느 것인가요?**

① 식품의 제품명
② 원료
③ 식품포장 방법
④ 유통기한

정답 ③

093 **환경호르몬으로 인한 내분비장에의 기전으로 맞지 않은 것은 무엇인가요?**

① 호르몬 유사작용
② 호르몬 차단작용
③ 촉발작용
④ 발진작용

정답 ④

094 **육체적, 정신적 건강의 조화를 통해 행복하고 아름다운 삶을 추구하는 삶의 유형이나 문화를 무엇이라고 하나요?**

① 웰빙의 개념
② 삶의 개념
③ 식생활의 개념
④ 100세 건강 개념

정답 ①

095 **탄수화물과 단백질은 1g에 몇 키로 칼로리의 열량을 내는가요?**

① 4kcal
② 5kcal
③ 6kcal
④ 7kcal

정답 ①

096 **성인 19세~29세의 하루 단백질 섭취기준으로 맞는 것은 어느 것인가요?**

① 남자 55g/여자 50g
② 남자 50g/여자 55g
③ 남자 60g/여자 50g
④ 남자 60g/여자 65g

정답 ①

097 다음 괄호 안에 들어갈 알맞은 말을 고르시오.

영양소가 수용성인지 지용성인지에 따라 (　)과 (　)로 나뉘어 흡수된다.

① 혈관과 근육계　② 혈액과 림프계
③ 동맥과 정맥　④ 정맥과 동맥

정답 ②

098 건강과 함께 환경보전을 중시하는 생활방식의 개념은 무엇인가요?

① 로하스의 개념　② 웰빙의 개념
③ 건강의 개념　④ 행복의 개념

정답 ①

099 다음은 피부의 어떤 기능에 대한 설명인가?

피부는 외부로부터의 손상, 이물질 침입, 피부의 지방과 섬유조직은 쿠션 역할, 피부표면의 산성 방지막 역할을 한다.

① 보호 기능　② 흡수 분비기능
③ 체온조절기능　④ 대사기능

정답 ①

100 운동하면 좋은 점이 아닌 것은 무엇인가요?

① 근력감소　② 혈중 콜레스테롤 감소 효과
③ 심박출량 증가　④ 심폐기능 증가

정답 ①

101 **식품의 특수성분으로 알맞게 짝지어진 것은 무엇인가요?**

① 후추 : 알리신 ② 마늘 : 캐비신
③ 생강 : 진저롤 ④ 고추 : 시니그린

정답 ③

102 **특정 작물에 없는 유전자를 인위적으로 결합시켜 새로운 특성의 품종을 개발하는 유전공학적 기술로 재배된 농산물을 무엇이라고 하나요?**

정답 유전자변형 농산물

103 **감자의 발아부위와 녹색부위 들어있는 독성분은 무엇인가요?**

정답 솔라닌

104 **다음 괄호 안에 들어갈 알맞은 말을 고르시오.**

> 식품의 안전과 관련해 자주 문제가 되는 것으로는 ( ), 식품오염, 암원성 물질 등이 있다.

정답 식중독

105 **다음 괄호 안에 들어갈 알맞은 말을 고르시오.**

> 아무리 영양적으로 우수한 식품이라고 해도 ( )을 함유한 식품이라면 식품으로서의 가치가 떨어진다.

정답 유해물질

106 **아래의 설명은 무엇을 설명한 것인가요?**

- 계란이 어린이에게 단일 식품으로는 가장 흔한 원인식품.
- 계란, 우유가 어린이 원인식품의 80%를 차지
- 30% 이상의 어린이가 두 가지 이상식품에 반응

정답 아토피 피부염

107 **세계보건기구(WHO)는 "병이 없거나 허약함이 없는 것만이 아니라 신체적으로나 정신적, 사회적으로 안녕한 상태를 말한다."고 정의하였다. 무엇을 정의한 말인가요?**

정답 건강

108 **아래의 내용은 무엇을 설명한 것인가요?**

- 주요증상 : 복통, 설사, 38도~40도의 발열, 구토와 어지러움. 가벼운 경우 2~3일내 회복
- 원인식품 : 동물성, 어패류, 생선요리, 어육연제품, 불고, 샐러드 및 마요네즈 특히, 달걀이나 메추리알.

정답 살모넬라 식중독

109 **우리 몸의 3대 영양소는 무엇인가요?**

정답 탄수화물, 단백질, 지방

110 **체내에서 에너지를 제공해 주는 가장 기본적인 영양소는 무엇인가요?**

정답 탄수화물

111 **다음 괄호 안에 들어갈 알맞은 말을 고르시오.**

한국인은 1일 에너지 섭취량의 60~70%를 (　　)로 섭취한다.

정답 탄수화물

112 **균형 잡힌 식사대신 빵이나 초콜릿, 쿠키, 패스트푸드 등을 억제하지 못하고 탐닉하는 증상을 무엇이라고 하나요?**

정답 탄수화물 중독

113 **아래의 내용은 무엇의 기능을 설명한 것인가요?**

- 고효율의 에너지 공급원.
- 지용성 비타민의 급원 및 흡수촉진.
- 필수지방산의 공급.
- 세포막 및 뇌조직의 구성성분.
- 체내 활성물질 합성
- 맛과 향비, 포만감 제공.
- 체온조절 및 장기 보호기능

정답 지질

114 **체액의 균형유지, 체액의 산, 염기 평형 유지, 산소 및 영양소 운반, 에너지의 공급원으로 포도당 합성 및 혈당을 유지시켜주는 영양소는 무엇이가요?**

정답 단백질

115 **철, 아연, 구리, 요오드, 망간, 크롬, 불소, 몰리브덴, 셀레늄 등은 무슨 무기질인가요?**

정답 미량무기질

116 **아래의 내용은 어느 영양소의 흡수경로인가요?**

융털의 암죽관 → 림프관 → 가슴림프관 → 심장 → 온몸

정답 지용성 영양소

117 **아래의 내용은 어느 영양소의 흡수경로인가요?**

융털의 모세혈관 → 간문맥 → 심장 → 온몸

정답 수용성 영양소

118 **다음 괄호 안에 들어갈 알맞은 말을 고르시오.**

찌꺼기가 몸 밖으로 나오는 배설물에는 소변, 대변, (　　)이 있다.

정답 땀

119 1~4세까지의 어린이들에게서 젖을 뗀 후에 영양이 부족하거나 또는 급속한 성장에 필요한 영양의 섭취가 필요할 때 잘 나타는 증상의 단백질 결핍증 증상은 무엇인가요?

정답 콰시오카

120 다음 괄호 안에 들어갈 알맞은 말을 고르시오.

> (　　)은 오직 열량만을 낼 뿐 그 외의 영양소는 거의 안 들어 있어서 알코올과 함께 '빈영양소'라고 불리기도 한다.

정답 설탕

121 사림이 게속직으로 강력한 (　　)를 받게 되면 고혈압, 편두통, 위궤양, 공발 또는 심혈관계 질환 또는 정신질환과 같은 스트레스 관련 질병이 생긴다. 괄호안의 알맞은 말은 무엇인가요?

정답 스트레스

122 아래 내용은 무엇을 설명한 것인가요?

> • 부신피질자극호르몬에 의해 부신피질로부터 분비
> • 단백질 합성을 저해
> • 골격근으로 부터 아미노산의 이동을 도와줌
> • 포도당신생합성을 증진
> • 지방분해를 촉진
> • 인슐린분비 억제

정답 코티솔

123 **뇌하수체 후엽에서 분비되며 저혈당, 저혈량, 고삼투질, 외상 등 비특이적 스트레스 자극에 의해 분비가 촉진되는 호르몬은 무엇인가요?**

정답 항이뇨호르몬

124 **아래의 내용은 무엇을 설명한 것인가요?**

- 담적색을 띠며 단백질과 지방이 많아서 맛이 좋다.
- 고기의 섬유가 가늘고 연하여 소화율이 95%이다.
- 지방의 성분이 맛을 좌우한다.
- 비타민 B_1(1.0mg%) 비타민 B_2(0.12mg%)이 많은 것이 특징이다.

정답 돼지고기

125 **아래의 내용은 무엇을 설명한 것인가요?**

- 수분 : 85%.
- 당분 : 10%.
- 무기질 : 칼륨, 철
- 식이섬유, 펙틴의 정장작용 : 변비해소, 혈당치의 정상화
- 칼륨에 의한 혈압강화
- 사과산에 의한 소염효과
- 페놀화합물: 심장병 예방

정답 사과

126 **아래의 내용은 무엇을 설명한 것인가요?**

> 단일 물질에 의한 맛이 아닌 여러 가지 맛을 내는 성분이 혼합된 것으로, 단맛, 짠맛, 신맛, 쓴맛이 잘 조화된 구수한 맛을 표현

정답 감칠맛

127 **대사증후군의 설명으로 옳지 않은 것은 무엇인가요?**

① 신진대사에 의한 만성적인 대사 장애로 여러 가지 질환이 한꺼번에 나타나는 것을 말한다.
② 당뇨병이 있는 대사증후군 환자의 경우 심혈관계질환에 걸릴 확률이 1.5배 높다.
③ 심혈관계 질환의 발병이 증가한다.
④ 지방간, 폐쇄성 수면 무호흡증 질병 등이 잘 발생한다.

정답 ②

128 **아래 내용이 무엇을 설명한 것인지 맞는 것을 고르시오**

> • 과도한 알코올섭취와 흡연, 스트레스
> • 5백식품(흰설탕, 흰밀가루, 흰색소금, 백색조미료, 흰쌀밥)섭취
> • 포화지방과 트랜스 지방의 과잉섭취로 인해 혈액 내 콜레스테롤 농도 상승
> • 고혈압, 허혈성 심장 질환, 관상동맥질환, 협심증, 심근경색증, 동맥경화증

① 위염 ② 염증성 장질환
③ 심혈관계 질환 ④ 알레르기성 피부질환

정답 ③

129 **심혈관계 질환의 위험인자로 맞지 않은 것은 무엇인가요?**

① 혈청내 고밀도지단백질(high density lipoprotein, HDL)이 높은 경우
② 연령과 성별
③ 유전적 요인
④ 열량(에너지)

정답 ①

130 **올바른 식생활로 맞지 않은 것은 무엇인가요?**

① 칼로리 밀도가 높은 음식은 금함
② 불포화지방산과 신선한 야채, 과일, 식이섬유 등을 적당량 섭취
③ 규칙적인 운동
④ 음주와 흡연

정답 ④

131 **혈중의 콜레스테롤이나 중성지방이 정상 범위 이상으로 높아진 상태를 무엇이라고 하나요?**

① 고지혈증 ② 스트레스 ③ 골연화증 ④ 골다공증

정답 ①

132 **아래의 내용은 무엇을 설명한 것인가요?**

> 혈관의 내경이 좁아지며 탄력성이 감소한 상태로 혈액의 운반이 원활하지 못하며 혈관벽이 굳어지는 특징

① 과민성대장장애 ② 동맥경화
③ 정맥경화 ④ 크론병

정답 ②

133 **무엇을 설명한 것인지 읽고 알맞은 내용을 고르시오.**

- 천연 칼슘을 비타민 C와 함께 충분히 섭취
- 비타민 D 섭취
- 카페인과 알코올 음료 섭취를 제한
- 나트륨 섭취 제한
- 적정한 양의 불소 섭취

① 골연화증 ② 골다공증 ③ 동맥경화 ④ 고지혈증

정답 ②

134 **비만의 원인으로 맞지 않은 것은 무엇인가요?**

① 유전적요인 ② 내적요인(병적요인)
③ 환경적요인 ④ 규칙적인식사

정답 ④

135 **생활습관병의 특징으로 맞지 않은 것은 무엇인가요?**

① 통증도 없고 자각증세도 없이 진행 어느 날 갑자기 악화
② 잠복기간이 짧아 그 증상이 나타났을 때 사망률이 낮음
③ 일시적 회복 할 수 있으나 만성화가 많고 완치하기 어려움
④ 운동부족 식생활 등 복수 위험인자로 이루어진 경우가 대부분

정답 ②

136 다음 괄호 안에 들어갈 알맞은 말을 고르시오.

> (   )과(   )의 종류로는 당뇨병, 고혈압, 고지혈증 등, 간경화, 동맥경화, 심장질환, 심혈관계 죽상동맥 경화증, 변비 등이 있다.

① 생활습관병, 대사증후군　　② 골연화증, 골다공증
③ 비염, 알레르기　　④ 장염, 변비

정답 ①

137 고지혈증을 예방하는 식생활로 알맞게 설명한 것은 무엇인가요?

① 섬유소가 많이 들어 있는 곡류, 채소류, 과일 중심으로 섭취
② 저체중인 경우 에너지를 적게 섭취
③ 가급적 채소류는 피하고 육류중심으로 섭취
④ 지방 섭취량은 총 열량의 50% 미만

정답 ①

138 동맥경화를 예방하는 식생활로 바르지 못한 것을 고르시오.

① 하루 콜레스테롤의 섭취량을 제한하여 300mg을 넘지 않도록 한다.
② 포화지방산의 섭취는 가급적 피하고 불포화지방산의 위주로 섭취한다.
③ 견과류나 오메가-3가 많이 들어 있는 등푸른 생선 등을 적당량 섭취한다.
④ 단백질은 총 열량의 15%로 동물성 단백질을 섭취한다.

정답 ④

139 고혈압을 예방하는 식생활로 바르지 못한 것을 고르시오.

① 식이섬유와 불포화지방산을 적정량 섭취한다.
② 나트륨 섭취를 늘린다.
③ 금주와 금연을 한다.
④ 정신적으로 신체적으로 안정된 상태를 유지한다.

정답 ②

140 비만의 식이요법으로 올바르지 않은 것은 무엇인가요?

① 오백식품(흰쌀밥, 흰밀가루, 흰설탕, 흰소금, 흰화학조미료)섭취를 늘임
② 패스트푸드, 야식, 과자, 빵 섭취 제한
③ 균형 잡힌 저열량 중탄수화물, 저지방, 고단백질 식단구성
④ 채소, 해조류, 콩은 열량이 적고 비타민, 무기질, 식이섬유가 있어 충분한 량 섭취

정답 ①

141 과도한 업무와 스트레스, 운동부족, 부적절한 식품 섭취가 원인이 되며, 충분한 수분섭취를 요하는 증상은 무엇인가요?

① 변비 ② 빈혈 ③ 고혈압 ④ 위산과다

정답 ①

142 위장질환의 원인으로 올바르지 않은 것은 무엇인가요?

① 과식, 폭식, 음주
② 패스트푸드, 맵고 짠 음식, 오염된 음식
③ 조리시 기름에 튀긴 것보다는 삶는 조리법의 음식
④ 스트레스

정답 ③

143 소화불량과 상복부의 불쾌감 통증, 식욕부진 등을 나타내는 증상의 암은 무엇인가요?

① 위암 ② 식도암 ③ 대장암 ④ 피부암

정답 ①

144 **자궁내 비정상적인 출혈, 이상분비물이 증가하며 배뇨곤란, 요통 등이 나타나는 암의 증상은 무엇인가요?**

① 후두암 ② 유방암 ③ 비뇨기암 ④ 자궁경부암

정답 ④

145 **면역계를 강화하는 식품으로 맞지 않은 것은 무엇인가요?**

① 알로에 추출물
② 비타민 A, C, E, B6, 미네랄
③ 초유 추출물(lactoferrin, transfer factor)
④ 코티솔(cortisol)

정답 ④

146 **암환자의 영양 공급으로 알맞게 설명한 것은 무엇인가요?**

① 고단백의 소화하기 쉬운 음식 ② 식사 중 충분한 수분섭취
③ 맵고 짠 음식 ④ 인스턴트식품

정답 ①

147 **10대에서 20대에 주로 나타나는 빈혈의 원인은 무엇인가요?**

① 철분결핍, 적혈구의 헤모글로빈 부족 적혈구가 만들어지는 골수 이상
② 자궁근종 자궁폴립(용종), 자궁내막증식증, 자궁내막 질환으로 인한 생리과다
③ 폐경기 여성의 단백질 부족, 비타민 B12등의 흡수가 안 되서 생기는 빈혈
④ 음주와 진통제, 강한 약물 오랫동안 복용

정답 ①

148 아래의 설명을 읽고 알맞은 내용을 고르시오.

- 손마디가 뻣뻣, 아침에 자고 일어난 직후 심한 통증이 있다.
- 전신의 피로감, 손마디가 붓고 통증을 동반한다.
- 통증이 있는 마디에 열감이 있다.
- 무릎, 팔꿈치, 발목, 어깨, 발까지 발생한다.

① 근육통 ② 심혈관질환
③ 류마티스 관절염 ④ 고혈압

정답 ③

149 다음 괄호 안에 들어갈 알맞은 말을 고르시오.

관절염에는 류마티스관절염과 ( )이 있다.

① 골관절염(퇴행성관절염) ② 손목관절염
③ 발목관절염 ④ 무릎관절염

정답 ①

150 당뇨병을 예방하는 식생활로 맞지 않은 것은 무엇인가요?

① 열량, 단백질, 지질, 탄수화물의 섭취량 조절, 식사량의 배분
② 탄수화물은 주로 빵에서 섭취, 설탕, 초콜릿 등 당 식품을 늘임
③ 섬유소 섭취는 신선한 채소와 잡곡, 해초류를 섭취
④ 표준체중 유지

정답 ②

151 **위장질환을 예방하는 식생활로 맞지 않은 것을 고르시오.**

① 333식습관(하루 3끼, 한 입에 30회 씹기, 30분간 천천히 식사하기)을 지킴
② 과식, 폭식, 과도한 음주, 무리한 다이어트를 피함
③ 적당한 운동, 충분한 수면으로 스트레스를 해소
④ 식사 후 바로 눕는다.

정답 ④

152 **다음 괄호 안에 들어갈 알맞은 말을 고르시오.**

> 토마토에 들어있는(　　)은 암세포 성장을 억제한다.

① 라이코펜(lycopen)
② 제니스테인(genistein)
③ S-acetylcystein
④ glutathione

정답 ①

153 **암을 예방하는 식생활로 맞지 않은 것은 무엇인가요?**

① 규칙적인 식사와 운동
② 설탕이 적게 들어 있는 요구르트, 우유 등의 유제품 섭취
③ 염장식품, 훈연식품, 아질산 처리한 식품 섭취 제한
④ 육류섭취 증가

정답 ④

154 **아래의 설명을 읽고 맞는 것을 고르시오**

- 기억력 감퇴
- 언어능력 저하
- 시공간파악능력(지남력)의 저하
- 판단력 및 일상생활 수행능력의 저하

① 알츠하이머병 ② 파킨슨병
③ 귀뚜라미마비병 ④ 구완와사

정답 ①

155 **아래의 내용은 무엇을 설명한 것인가요?**

- 기운 없음
- 피곤함
- 손발 저림
- 전신피로감
- 어지러움증

① 빈혈 ② 독감 ③ 인후염 ④ 알레르기

정답 ①

156 **관절 주위를 둘러싸고 있는 활막이라는 조직의 염증 때문에 일어나는 자가 면역질환의 일종은 무엇인가요?**

① 근육통 ② 관절염 ③ 디스크 ④ 골다공증

정답 ②

157 아래 내용은 무엇을 설명한 것인가요?

만성적인 대사 장애로 인해 내당능장애 고혈압, 고지혈증, 비만, 심혈관계 죽상동맥 경화증 등의 여러 가지 질환이 한 개인에게서 동시 다발적으로 나타나 있는 경우를 말함.

① 대사증후군 ② 대사비대증 ③ 대사장애증 ④ 대사경화증

정답 ①

158 대사증후군의 설명으로 맞지 않은 것은 무엇인가요?

① 인슐린저항성이 근본 원인으로 제시
② 대사증후군이 있는 경우 심혈관계질환의 위험이 두 배 이상 증가
③ 대사증후군이라는 명칭은 1988년 리벤이 처음으로 'SyndromeX'라고 명명
④ 1998년 세계보건기구가 인슐린저항성이 모든 위험인자의 원인으로 확실히 정립

정답 ④

159 다음 괄호 안에 들어갈 알맞은 말을 고르시오.

( )은 대사증후군의 근본 원인이며, 비만, 운동부족, 바람직하지 못한 식생활 등으로 인해 나타난다.

① 갑상선항진증 ② 갑상선저하증
③ 인슐린저항성 ④ 인슐린과다증

정답 ③

160 **아래의 내용은 무엇을 설명 한 것인지 알맞은 것을 고르시오.**

- 40대 이상 성인에서 가장 흔한 질환
- 성인의 수축기 혈압과 확장기 혈압이140/90mmHg 이상
- 심장병, 뇌졸중, 협심증, 신부전 등의 합병증 유발
- 심혈관계질환의 가장 큰 원인

① 당뇨병 ② 고혈압 ③ 위장병 ④ 간질환

정답 ②

161 **대사증후군의 예방 및 관리로 맞지 않은 것은 무엇인가요?**

① 식생활, 신체활동, 음주, 흡연, 스트레스 관리 등 건전한 생활습관을 해야 함
② 고지방 및 고탄수화물, 나트륨 과다 섭취는 대사증후군의 위험을 증가시킴
③ 영양이 균형 잡힌 식품을 구성하여 규칙적으로 섭취하는 것이 최우선
④ 식사 조절은 고나트륨, 고지방, 고탄수화물 위주로 함

정답 ④

162 **간접흡연에 대한 건강상의 문제로 옳지 않은 것은 무엇인가요?**

① 비흡연자가 담배연기를 흡입하여 마치 담배를 피우는 것과 같은 효과를 지님
② 간접흡연으로 인한 질환 발생과 사망률은 직접흡연과 마찬가지로 증가함
③ 흡연자의 배우자가 비흡연자의 배우자보다 폐암 발생률이 50%, 심장별 발병률이 30% 증가
④ 부모가 흡연하는 가정의 어린이는 감기, 기관지염, 폐렴, 천식, 암 발생 위험이 높음

정답 ③

163 **흡연으로 인해 나타날 수 있는 질환으로 맞지 않은 것은 무엇인가요?**

① 폐암　　② 만성폐기종
③ 동맥경화증　　④ 당뇨병

정답 ④

164 **흡연에 도움이 되는 식생활로 옳지 않은 것은 무엇인가요?**

① 금연하고 운동을 규칙적으로 하며 지방의 과잉 섭취를 줄임
② 탄수화물을 과잉섭취하지 않으며, 정백당 등의 식품은 주의
③ 비타민과 무기질을 충분히 섭취
④ 5백 식품(백미, 백설탕, 흰밀가루, 흰소금, 흰조미료)권장

정답 ④

165 **담배의 유해성분을 설명한 것이다. 맞지 않은 것은 무엇인가요?**

① 담배에는 4,000여 종류의 인체에 유해한 화학물질이 있다.
② 약 200~300종의 유독성 물질과 유독가스 존재
③ 60여 종의 발암 물질이 들어 있음
④ 타르와 니코틴은 몸에 좋은 성분이다.

정답 ④

166 **다음 괄호 안에 들어갈 알맞은 말을 고르시오.**

> 흡연하는 사람들은 (　　)이 낮고 중성지방과 (　　)은 높다.

① 고지혈증, 관상동맥심장질환
② 심장질환, 고지혈증
③ 고밀도지단백(HDL), 저밀도지단백(LDL)
④ 저밀도지단백(LDL), 고밀도지단백(HDL)

정답 ③

167 **건강기능식품이란 무엇을 의미하나요?**

① 신장병, 심장병, 고지혈증, 당뇨병 등의 성인병의 질환에 대응하는 기능을 가진 식품
② 인스턴트 식품
③ 몸에좋은 약품
④ 다이어트 식품

정답 ①

168 **식사 보충 식품 비타민, 무기질, 허브 또는 그 밖의 식사 섭취량을 증가시키기 위해, 여러 구성 물질 중 한 가지 이상을 함유한 형태의 보충제를 무엇이라고 하나요?**

① 식이섬유 ② 식이보충제 ③ 자연식품 ④ 의약품

정답 ②

169 **품 중에 들어있는 여러 생리활성 성분이 질병예방과 건강향상에 도움을 주며, 식품의 제3차 기능이라고도 하는 것을 무엇이라고 하나요?**

① 생체조절기능 ② 생체활성기능
③ 생체기본기능 ④ 생체향상기능

정답 ①

170 **지방합성 차단, 에너지생산 증가, 식욕억제, 지방분해 촉진, 기초대사 항진, 체중 감소에 효과가 있는 성분은 무엇인가요?**

① 리코펜 ② 캡사이신
③ 안토시아닌 ④ HCA(hydroxycitric acid)

정답 ④

171 **해조류에 해당하는 다당류의 일종으로 미역, 다시마에 많이 들어있으며 혈압을 낮춰주는 기능을 하는 성분은 무엇인가요?**

① 레시틴 ② 단백질 ③ 알긴산 ④ 다당류

정답 ③

172 **건강체중의 정의로 맞지 않은 것은 무엇인가요?**

① 성별, 연령, 신장에 대해 통계적으로 만성질환에 의한 사망률이 가장 낮은 때의 체중을 말한다.
② 신장에 대한 체중의 비율인 체질량지수(kg/㎡)와 체지방률이 적절하다.
③ 체지방 과다는 질병 발생 관련성이 높다.
④ 한국인의 건강 체중 기준은 성인의 경우 체질량지수가 23~25kg/㎡이다.

정답 ④

173 **생명현상을 유지하기 위해 신체 내에서 무의식적으로 일어나는 활동 및 대사작용을 무엇이라고 하나요?**

① 기초대사량 ② 기초산소량
③ 기초운동량 ④ 기초근육량

정답 ①

174 **건강체중의 체질량지수로 맞는 것은 무엇인가요?**

① 여자체지방률 26~30% ② 여자체지방률 20~26% 미만
③ 18.5~23% 미만(kg/m^2) ④ 23~25 미만(kg/m^2)

정답 ③

175 과체중의 체질량지수로 알맞은 것은 무엇인가요?

① 23~25 미만(kg/m^2)
② 20~21 미만(kg/m^2)
③ 18~20 미만(kg/m^2)
④ 25~30 미만(kg/m^2)

정답 ①

176 비만에 대한 설명중 맞지 않은것은 무엇인가요?

① 체질량지수가 18.5~23kg/m^2 미만이면 건강체중
② 비만은 유전, 환경, 내분비계이상, 약물복용, 심리적요인 등의 복합적 작용
③ 비만은 심혈관계질환, 고혈압, 당뇨병 등 각종 질병의 발생위험을 높임
④ 1달에 5kg을 감량, 체지방 감량을 최소화하고, 근육손실은 최대화

정답 ④

177 다음 괄호 안에 들어갈 알맞은 말을 고르시오.

(　)는 "건강이란" 질병이나 단지 허약한 상태가 아닐 뿐만 아니라 육체적, 정신적 및 사회적인 완전한 안녕상태를 말한다. 라고 정의했다.

① 세계보건기구(WHO)
② 유전자변형식품(GMO)
③ 비정부기구(NGO)
④ 유엔아동기금(UNICEF)

정답 ①

178 최근 한국인의 주요 사망원인 및 질환으로 옳지 않은 것은 무엇인가요?

① 1960년대까지는 높은 경제수준으로 고혈압 및 당뇨등이 1위를 차지
② 1970년대 이후에는 악성신생물(각종 암), 순환기계 질환 등이 주요사망 원인
③ 2009년 통계청자료에 암, 뇌혈관질환, 심장질환, 자살, 당뇨 등이 주요사망 원인
④ 최근 한국인의 사망 원인은 식생활 패턴의 변화와 환경오염과 밀접한 관계

정답 ①

179 **현대인의 식생활 위험요인 중 맞지 않은 것은 무엇인가요?**

① 정신적 스트레스의 증대
② 식사시간의 불규칙과 운동량의 감소
③ 각종 가공식품의 빈번한 이용
④ 무공해 및 웰빙식품 이용

정답 ④

180 **아래의 내용을 읽고 알맞은 답을 고르시오.**

- 6.25동란, 농업생산의 기술부족 등으로 인한 극심한 궁핍
- 새마을운동이 전개로 제분산업 발달 쌀 일부가 밀가루로 대체
- 농촌계몽운동과 분식장려운동
- 라면, 분유, 사이다, 콜라 등의 기호식품 산업이 시작
- 쌀의 수확량 대폭 증가 및 주거형태 서양화 시작

① 1960년대 ② 1970년대 ③ 1980년대 ④ 1990년대

정답 ①

181 **아래의 내용을 읽고 알맞은 답을 고르시오.**

- 동물성 식품과 지방섭취량이 증가
- 낙농제품의 기계화, 간편화, 자동화
- 다양한 청량음료와 인스턴트식품이 개발
- 식품산업과 외식산업의 발전의 가속화
- 햄버거·치킨류·피자류 등의 패스트푸드와 24시간 편의점 등장

① 1970년대 ② 1980년대 ③ 1990년대 ④ 2000년대

정답 ②

182 **올바른 영양섭취의 4가지 기준으로 알맞지 않은 것은 무엇인가요?**

① 평균배설량 ② 권장섭취량
③ 충분섭취량 ④ 상한섭취량

정답 ①

183 **아래의 내용은 무엇을 설명한 것인가요?**

- 6개의 식품군에 권장식사 패턴을 바퀴 면적에 배분한 형태
- 다양한 식품 섭취를 통한 균형 잡힌 식사
- 적절한 운동을 통한 비만예방이라는 기본 개념

① 식품구성 자동차 ② 식품구성 자전거
③ 식품구성 피라밋 ④ 식품구성 계단

정답 ②

184 **식품군별 대표식품의 1인1회 분량으로 맞지 않은 것은 무엇인가요?**

① 곡류 - 쌀 90g
② 고기, 생선, 달걀, 콩류 - 소고기 60g에 해당되며 단백질 10g이 포함
③ 채소류 - 생채소류 70g
④ 우유, 유제품류 - 우유 1컵(500ML)

정답 ④

185 **연령대별 기준 에너지 필요량으로 알맞은 것을 고르시오.**

① 평균 19~64세 남자의 기준 2,400kcal
② 평균 19~29세 남자의 기준 2,000kcal
③ 평균 19~29세 여자의 기준 1,200kcal
④ 평균 19~64세 여자의 기준 1,500kcal

정답 ①

186 **일반적인 체중관리를 고려한 간식 배분으로 올바르지 않은 것은 무엇인가요?**

① 간식은 오전 오후에 각각 한번
② 1회 간식으로 1인 1회 분량의 식품 섭취
③ 과일류나 유제품
④ 아이스크림이나 튀긴 음식

정답 ④

187 **다음 괄호 안에 들어갈 알맞은 말을 고르시오.**

> 신체가 질병 등으로 (   )를 받을 경우 방어기전으로 각종 호르몬을 분비하고, 혈액을 통해 각 기관 및 장기에 작용해 스트레스를 극복해 (   )을 유지한다.

① 스트레스, 항상성
② 스트레스, 향상성
③ 스트레스, 우울증
④ 스트레스, 조울증

정답 ①

188 **당 신생합성과 간 글리코겐의 분해를 증가시키고, 근육에서 포도당 이용률을 저하시키며 대사속도와 열 발산을 촉진시키는 신경전달물질은 무엇인가요?**

① 코티솔
② 프로게스테론
③ 테스토스테론
④ 카테콜아민

정답 ④

189 호르몬과 작용이 알맞게 짝지어진 것이 아닌 것은 무엇인가요?

① 교감신경계 말단 - 카테콜아민(인슐린분비 저해)
② 부신피질 - 코티솔(당 신생합성물질 증진)
③ 뇌하수체 후엽 - 항이뇨호르몬 (세포내 체액량 증가)
④ 부신수질 - 알도스테론(칼슘배설감소)

정답 ④

190 스트레스에 대한 대사변화 중 단백질대사 변화에 맞지 않은 것은 무엇인가요?

① 골격근은 분지 아미노산의 산화가 증가
② 분지 아미노산이 탈아미노화되어 생성된 케토산들은 TCA 회로의 중간체로 역할
③ 유리된 아미노기들은 피루브산과 글루타민산에 결합 알라닌과 글루타민을 형성
④ 단백질분해 감소

정답 ④

191 스트레스의 영양관리로 올바른 것은 무엇인가요?

① 스트레스 시 각종 분해반응이 증가, 대사가 항진, 열량과 단백질 요구량 증가
② 스트레스 시 열량을 약 40% 정도 증가
③ 필수지방산을 전체 열량의 10% 공급
④ 스트레스를 받게 되면 단백질 요구량 감소

정답 ①

192 임신기의 중요성으로 올바르지 않은 것은 무엇인가요?

① 모체와 태아의 건강을 위해 영양소 요구량 증가
② 비타민 D, 엽산, 철 및 칼슘을 철저히 섭취
③ 열량과 비타민 결핍, 특히 엽산 결핍이 유산과 관련성이 높아짐
④ 임신시 영양상태가 불량하면 유산 가능성 낮아짐

정답 ④

193 **임신 중 고혈압성 장애 원인으로 알맞지 않은 것은 무엇인가요?**

① 나트륨 과잉섭취　② 체중감소
③ 단백질섭취 부족　④ 칼슘, 엽산 부족

정답 ②

194 **임신기의 올바른 식생활로 옳지 않은 것은 무엇인가요?**

① 임신 초기에 입덧으로 영양불량이 되지 않도록 입덧을 잘 다스림
② 식이섬유와 엽산이 다량 함유된 채소와 과일을 많이 섭취
③ 자극성 있는 음식은 제한, 소화가 잘 되는 음식 섭취
④ 임신 전 기간에 걸쳐 알코올을 섭취해선 안 되며, 흡연은 가끔 해도 됨

정답 ④

195 **아래의 식생활 내용을 읽고 알맞은 것을 고르시오.**

- 칼슘과 철의 섭취가 부족할 수 있음으로 충분한 양을 섭취
- 에너지 : 1,000kcal/일(1~2세), 1,400kcal/일(3~5세)
- 단백질 : 15g/일(1~2세), 20g/일(3~5세)
- 영양 밀도가 높은 음식을 공급,
- 철 함유식품을 많이 섭취, 철결핍성 빈혈을 예방

① 유아기　② 아동기　③ 청소년기　④ 성인기

정답 ①

196 **성인기의 식생활로 올바르지 않은 것은 무엇인가요?**

① 불포화지방의 섭취 제한과 균형 잡힌 포화지방산 섭취 중요
② 지방 및 나트륨을 과다섭취로 인한 부족한 영양소 충분히 섭취
③ 규칙적인 운동수행과 건강 체중유지
④ 항산화 및 항암 작용을 하는 식물성식품을 위주로 하는 식사

정답 ①

197 균형잡힌 식사의 실천 요소로 적합하지 않은 것은 무엇인가요?

① 탄수화물, 지방, 단백질식품 균형있게 섭취
② 체내 대사조절에 필요한 비타민과 무기질은 소량이지만 반드시 섭취
③ 식품속의 수분과 식이섬유는 건강유지와 질병 예방에 도움을 줌
④ 지방섭취 증대

정답 ④

198 기초 식품군 중 우유 및 유제품에 해당하는 것은 무엇인가요?

① 요구르트 ② 식물성기름 ③ 베이컨 ④ 고구마

정답 ①

199 아래의 내용이 설명하는 것은 무엇인가요?

- 탄수화물 공급원의 주식으로 총 섭취 열량의 60~70% 이상 차지
- 이 식품에 대한 의존도가 높음
- 식물성 단백질의 공급원. 비타민 B_1, 아연, 섬유질 등 공급

① 유지 및 당류 ② 우유 및 유제품
③ 곡류 및 전분류 ④ 고기, 생선, 달걀 및 콩류

정답 ③

200 식품군별 1일 섭취 분량의 설명으로 알맞은 것은 무엇인가요?

① 식사구성은 연령별 똑같이 적용됨
② 하루1식 한꺼번에 섭취해도 됨
③ 하루에 섭취해야 할 각 식품군의 1일 섭취 횟수를 고지방, 고나트륨식으로 구성
④ 식사구성안이란 자신에게 필요한 영양권장량을 알아보고 그에 맞게 식단구성

정답 ④

201 **건강식을 위해 식품 구입 시 고려해야 할 사항으로 옳지 않은 것은 무엇인가요?**

① 제철 채소와 과일은 수분증발을 막기 위해서 포장지에 싸서 냉장보관
② 생선과 육류는 따로 포장 교차오염을 막음
③ 식품포장의 손상여부와 유효, 유통기간을 확인
④ 햄버거, 후라이드 치킨, 피자와 같은 패스트푸드의 섭취횟수 늘임

정답 ④

202 **유산소운동의 종류로 알맞은 것은 무엇인가요?**

① 걷기, 달리기, 자전거
② 역도, 씨름
③ 스쿼트, 팔굽혀펴기
④ 윗몸일으키기

정답 ①

203 **무산소운동의 종류로 알맞은 것은 무엇인가요?**

① 런닝머신, 싸이클
② 팔굽혀펴기, 씨름, 잠수, 역도
③ 등산, 수영
④ 걷기, 달리기

정답 ②

204 **운동 시 혈당농도를 조절하는 주요 호르몬이 아닌 것은 무엇인가요?**

① 인슐린
② 글리코겐
③ 에피네프린
④ 코티졸

정답 ②

205 아래의 설명을 읽고 알맞은 답을 고르시오.

- 질소함유물질, 레시틴 많이 들어 있음
- 중추신경계의 중요한 신경전달물질인 아세틸콜린을 형성
- 피로 회복에 도움

① 글리신　② 크레아틴　③ 콜린　④ 이노신

정답 ③

206 아래의 설명을 읽고 알맞은 답을 고르시오.

- 간이나 신장에서 글리신, 아르기닌으로부터 만들어져 근육으로 간다.
- 인산과 결합되어 고에너지 포스파젠인 포스크레아틴을 형성
- 매우 강도 높은 운동을 하는 동안 사용되는 에너지

① 크레아틴　② 이노신　③ 글리신　④ 콜린

정답 ①

207 건강 수명의 의미로 옳지 않은 것은 무엇인가요?

① 성공적인 노화 또는 최적의 노화와 일맥상통하는 개념
② 질환에 걸리지 않고 독립적 생활을 할 수 있는 수명
③ 생의 끝까지 건강하고, 독립적이고, 활동적인 삶을 영위 하자는 개념
④ 질환에 걸리며 보호받는 개념

정답 ④

208 고령화의 원인으로 볼 수 없는 것은 무엇인가요?

① 평균수명 연장　② 평균수명 감소
③ 낮은 출산율　④ 낮은 혼인율

정답 ②

209 **노화에 따른 신체조성의 변화로 옳지 않은 것은 무엇인가요?**

① 각종 만성질환의 위험 증가
② 호흡기계의 근육이 약해짐
③ 심장 기능 감소, 혈액순환 장애가 일어남
④ 학습능력, 운동기능 증가

정답 ④

210 **노인의 영양불량 원인 중 옳지 않은 것은 무엇인가요?**

① 연동운동 활발
② 미각의 감소
③ 소화 관련 기능 저하
④ 치아상실 등 치아상태 나쁨, 음식 섭취 감소

정답 ①

211 **노인을 위한 식생활 지침으로 바르지 않은 것은 무엇인가요?**

① 하루 3끼를 규칙적 섭취, 채소, 콩류, 해조류 등 식사는 20분 이상
② 비타민과 무기질도 젊었을 때와 마찬가지로 충분히 섭취
③ 나트륨의 섭취는 줄임
④ 충분한 나트륨 섭취 및 음주와 흡연

정답 ④

212 **피부의 기능으로 올바르지 않은 것은 무엇인가요?**

① 보호기능 ② 흡수, 분비기능
③ 체온조절기능 ④ 지지작용

정답 ④

213 **아래의 설명을 읽고 알맞은 답을 고르시오.**

> • 1g당 9kcal로 에너지 밀도가 높음
> • 이용되고 남은 지방은 피하에 저장되었다가 필요할 때 사용
> • 체온을 조절하고 피부나 모발을 윤기 있게 하여 건조 방지

① 탄수화물 ② 단백질 ③ 지방 ④ 글리코겐

정답 ③

214 **다음 괄호 안에 들어갈 알맞은 말을 고르시오.**

> 피부, 모발, 손톱, 발톱, 내장, 골격, 뇌 등을 구성, 피부의 구성성분은 거의 ( )로 구성되어있다.

① 지방 ② 단백질 ③ 탄수화물 ④ 혈장

정답 ②

215 **피부에 좋지 않은 영향을 미치는 요소로 바르지 않은 것은 무엇인가요?**

① 흡연 ② 알코올 ③ 카페인 ④ 비타민 C

정답 ④

216 **아래의 설명을 읽고 알맞은 답을 고르시오.**

> • 토코페롤은 불포화지방산의 산화를 방지, 세포막이 산화되는 것을 방지
> • 여성호르몬의 분비를 증진
> • 피부노화를 방지 세포의 재생을 도와주며 항염증 작용
> • 결핍시 피부가 건조, 노화

① 비타민 A ② 비타민 D ③ 비타민 E ④ 비타민 K

정답 ③

217 아래의 내용은 무엇을 설명한 것인가요?

> 고혈압, 허혈성 심장 질환, 동맥경화증, 고지혈증, 심근경색증, 뇌혈관 질환, 뇌졸증, 협심증, 심부전, 부정맥이 있다.

① 심혈관계질환 ② 크론병
③ 과민성대장장애 ④ 신경계질환

정답 ①

218 심혈관계 질환의 위험인자로 볼 수 없는 것은 무엇인가요?

① 정신적인 스트레스
② 유전적인 요인
③ 고밀도지단백질(HDL)이 높은 경우
④ 저밀도지단백질(LDL)이 높은 경우

정답 ③

219 암이 증상으로 올바르지 못한 것은 무엇인가요?

① 위암 : 소화불량, 상복부의 불쾌감 통증, 식욕부진
② 폐암 : 계속되는 기침, 가래, 피가 섞여 나옴
③ 간암 : 체중감소, 식욕부진, 우상복부의 둔통
④ 비뇨기암 : 시원한 배뇨, 혈뇨가 나옴

정답 ④

220 암의 예방적 식생활로 바르지 않은 것은 무엇인가요?

① 과일과 채소 섭취 증가
② 설탕이 적게 들어 있는 요구르트, 우유 등의 유제품 섭취
③ 커피와 알코올음료 섭취 증가
④ 염장식품, 훈연식품, 아질산 처리한 식품 섭취 제한

정답 ③

221 **다음 괄호 안에 들어갈 알맞은 말을 고르시오.**

( )은 혈관을 좁게 만들고 경화시켜 동맥벽의 탄력성이 감퇴 혈류 장애를 일으키는 병이다.

① 죽상동맥경화증 ② 죽상동맥비대증
③ 대사증후군 ④ 대사경화증

정답 ①

222 **다음을 읽고 무엇을 설명한 것인지 알맞은 내용을 고르시오.**

- 달걀노른자와 콩에 들어 있는 인지질
- 지방간을 예방, 간기능 개선, 심혈관계 질환 감소
- 혈관 내벽에 있는 콜레스테롤을 제거
- 간에서 부해 유용한 역할 고밀도 지단백질을 높임
- 고혈압, 동맥경화와 이에 관련된 심장병을 예방 혹은 치료하는 기능

① 알긴산 ② 캡사이신 ③ 레시틴 ④ 식이섬유

정답 ③

223 **저체중의 체중 증량법을 설명한 것이다. 바르지 않은 것을 고르시오.**

① 고열량 식사를 선택하여 열량 밀도를 점차적으로 증가시킴
② 식사횟수는 하루 세끼 이상, 매끼 다량 식품 섭취
③ 식사 사이 고열량 간식 자주 먹음
④ 밥이나 음료는 그릇의 크기를 축소 제공

정답 ④

224 **다음 괄호 안에 들어갈 알맞은 말을 고르시오.**

( )를 받게 되면 각종 분해반응이 증가, 대사가 항진, 열량과 단백질 요구량 증가한다.

① 우울증 ② 스트레스 ③ 공황장애 ④ ADHD

정답 ②

225 **운동의 좋은 점으로 바르지 않은 것은 무엇인가요?**

① 생활에 활력을 주며, 긴장과 스트레스로부터 보호
② 각종 질환을 예방, 노화도 예방
③ 골수에 백혈구 생산 증가
④ 체지방을 감소시켜 비만을 예방 치료

정답 ③

226 **다음의 설명은 무엇을 설명한 것인지 알맞은 내용을 고르시오.**

- 칼슘과 인의 대사에 관여
- 습진과 각화증, 건선 등을 예방
- 부족 시, 표피가 두껍고 거칠며 구루병과 골연화증을 초래
- 간, 난황, 표고버섯, 참치, 꽁치 등에 많음

① 비타민 A ② 비타민 D ③ 비타민 C ④ 비타민 E

정답 ②

227 혈관의 내경이 좁아지며 탄력성이 감소한 상태로 혈액의 운반이 원활하지 못하며 혈관 벽이 굳어지는 특징을 보이는 증상을 무엇이라고 하나요?

정답 동맥경화

228 혈중의 콜레스테롤이나 중성지방이 정상 범위 이상으로 높아진 상태를 무엇이라고 하나요?

정답 고지혈증

229 스트레스, 운동부족, 부적절한 식품 섭취가 원인이 되며, 충분한 수분섭취를 요하는 증상은 무엇인가요?

정답 변비

230 소화불량과 상복부의 불쾌감 통증, 식욕부진 등을 나타내는 증상의 암은 무엇인가요?

정답 위암

231 1907년 독일 정신과 의사 알로이스 알츠하이머(Alois Alzheimer) 박사가 최초로 보고, 서서히 발병하여 점진적으로 진행하는 병은 무엇인가요?

정답 알츠하이머병

232 적혈구의 헤모글로빈 부족 적혈구가 만들어지는 골수 이상증상은 무엇인가요?

정답 빈혈

233 뼈의 끝을 보호하고 있는 연골이 닳아 뼈끼리 부딪혀 결국 두 뼈가 붙어버리게 되는 현상은 무엇인가요?

정답 고관절염(퇴행성관절염)

234 만성적인 대사 장애로 여러 가지 질환이 한 개인에게서 동시 다발적으로 나타나는 증상을 무엇이라고 하나요?

정답 대사증후군

235 혈관을 좁게 만들고 경화시켜 동맥벽의 탄력성이 감퇴 혈류 장애를 일으키는 병은 무엇인가요?

정답 죽상동맥경화증

236 잠재적으로 질병 예방적이고 건강증진적인 특성을 갖는 기능성 식품으로서 의약품 형태와 일반식품 형태를 모두 포함하는 용어로 정의한 식품은 무엇인가요?

정답 약효식품

237 지방합성 차단, 에너지 생산 증가, 식욕억제, 지방분해 촉진, 기초대사 항진, 체중 감소에 효과를 주는 성분을 무엇이라고 하나요?

정답 HCA

238 흡연하는 사람들은 (　　)이 낮고 중성지방과 저밀도지단백(LDL)은 높다. 괄호안의 알맞은 말은 무엇인가요?

정답 고밀도지단백(HDL)

239 40대 이상 성인에서 가장 흔한 질환으로 심장병, 뇌졸중, 협심증, 신부전등의 합병증 유발하며 심혈관계질환의 가장 큰 원인이 되는 질병을 무엇인가요?

정답 고혈압

240 식사 보충 식품 비타민, 무기질, 허브 또는 식사의 섭취량을 증가시키기 위해 여러 구성 물질 중 한 가지 이상을 함유한 형태의 보충제를 무엇이라고 하나요?

정답 식이보충제

241 해조류에 해당하는 다당류의 일종으로 미역, 다시마에 많이 들어있으며, 혈압을 낮춰주는 기능을 하는 성분은 무엇인가요?

정답 알긴산

242 다음 괄호 안에 들어갈 알맞은 말을 고르시오.

> 생명현상을 유지하기 위해 신체 내에서 무의식적으로 일어나는 활동 및 대사작용을(　　)이라고 한다.

정답 기초대사량

243 과체중의 체질량지수는 무엇인가요?

정답 23~25 미만(kg/㎡)

244 **6개의 식품군에 권장식사패턴을 바퀴 면적에 배분한 형태를 무엇이라고 하나요?**

정답 식품구성자전거

245 **다음 괄호 안에 들어갈 알맞은 말을 쓰시오.**

> 세계보건기구(WHO)는 (　)이란 "질병이나 단지 허약한 상태가 아닐 뿐만 아니라 육체적·정신적 및 사회적인 완전한 안녕상태를 말한다." 라고 정의했다.

정답 건강

246 **체중 판정을 위해 세계적으로 널리 사용하며, 체중(kg)을 신장의 제곱(㎡)으로 나눈 값(체중kg/신장m/신장m)을 무엇이라고 하나요?**

정답 체질량지수(BMI)

247 **부신피질에서 분비되며 단백질 합성을 저해, 골격근으로부터 아미노산의 이동을 도와 당 신생합성물질을 증진시키는 호르몬은 무엇인가요?**

정답 코티솔

248 **(　)를 받게 되면 각종 분해반응이 증가, 대사가 항진, 열량과 단백질 요구량 증가한다. 괄호안의 알맞은 말은 무엇인가요?**

정답 스트레스

249 **기초식품군중 쌀밥, 국수, 식빵, 옥수수, 떡류, 미숫가루, 감자, 고구마, 과자류 등은 어느 식품군에 속하나요?**

정답 곡류 및 전분류

250 **주요 영양소가 비타민, 무기질이며, 김치, 시금치, 오이, 호박, 당근, 버섯 등이 속한 기초식품군은 무엇인가요?**

정답 채소류

251 **심장 박동수가 빨라지면서 산소를 지속적으로 필요로 하는 운동으로, 걷기, 달리기, 자전거, 런닝머신, 등산, 수영등이 있는 운동을 무엇이라고 하나요?**

정답 유산소운동

252 **다음 괄호 안에 들어갈 알맞은 말을 쓰시오.**

(　　)이란 병이 없거나 허약함이 없는 것만이 아니라 신체적으로나 정신적, 사회적으로 안녕한 상태를 말한다.

정답 건강

234 **맞으면 ○, 틀리면 × 하시오.**

다음 중 식품의 영양포시 대상식품은 건강기능식품과 기타 영양강조 표시가 필요한 식품이다.

정답 ○

254 **다음 괄호 안에 들어갈 알맞은 말을 고르시오.**

한국인의 (   )실천지침은 국민들의 적절치 않은 식생활 문제 습관을 개선하기 위해 질병 양상과 식생활 특성에 맞춰 개발한 식생활 목표와 지침을 보건복지부가 발표한 것이다.

① 식생활 ② 위생 ③ 건강 ④ 학교생활

정답 ①

255 **다음 괄호 안에 들어갈 알맞은 말을 고르시오.**

식품의 섭취로 인하여 인체에 유해한 미생물 또는 유독물질에 의해 발생하거나 발생한 것으로 판단되는 감염성 또는 독소형 질환을 (   )이라 한다.

① 식중독 ② 질병 ③ 식품균 ④ 병원균

정답 ①

256 **맞으면 ○, 틀리면 × 하시오.**

식품의 비안전성이란 식품의 안전성을 확보하는 것이다.

정답 ×

257 **다음 괄호 안에 들어갈 알맞은 것을 고르시오.**

복어의 독성인 테트로톡신은 심한 경우에는 발증 이후 10분 이내에 사망 치사율은(   )%이다.

① 50 ② 60 ③ 70 ④ 80

정답 ②

258 맞으면 ○, 틀리면 × 하시오.

내분비장애물질이란 비환경호르몬을 뜻한다.

정답 ×

259 다음 괄호 안에 들어갈 알맞은 말을 고르시오.

우리나라의 (   )법에는 식품의 제조, 관리 등에 관한 내용이 상세히 규정되어 있다.

① 공중위생 ② 서비스 ③ 학교 ④ 식품위생

정답 ④

260 맞으면 ○, 틀리면 × 하시오.

식물성 지방의 과다섭취는 유암·췌장암·대장암·자궁암·난소암 등의 발생률을 높인다는 역학적 보고도 있다.

정답 ×

261 다음 괄호 안에 들어갈 알맞은 것을 고르시오.

올바른 식품의 해동을 위해서 담가서 사용하는 식수의 물의 온도는 (   )도씨 이하이다.

① 10 ② 20 ③ 30 ④ 40

정답 ②

262 **맞으면 O, 틀리면 × 하시오.**

> 담금물 세척방법은 식품과 물이 접촉하는 시간이 길어지므로 해충의 제거 효과가 높습니다.

정답 ×

263 **다음 괄호 안에 들어갈 알맞은 단어를 고르시오.**

> 일부 미생물들은 인체에 감염성 질병을 야기하거나 또는 치명적인 독소를 생성하여 식품과 함께 섭취하였을 때 (   )을 일으키므로 주의해야 합니다.

① 식중독 ② 해독 ③ 졸음 ④ 기침

정답 ①

264 **맞으면 O, 틀리면 × 하시오.**

> 식품알레르기는 어린이보다 성인에게서 발생률이 높다.

정답 ×

265 **다음 괄호 안에 들어갈 알맞은 말을 고르시오.**

> 성인의 지질에 의한 에너지 적정비율은 1일 에너지섭취량의 (   )%이다.

① 10~15 ② 15~25 ③ 25~30 ④ 35~40

정답 ②

266 **맞으면 ○, 틀리면 × 하시오.**

단백질 중독은 균형 잡힌 식사대신 빵이나 초콜릿, 쿠키, 패스트푸드 등을 억제하지 못하고 탐닉하는 증상이다.

정답 ×

267 **맞으면 ○, 틀리면 × 하시오.**

비타민의 종류 중 결핍시 적혈구의 용혈작용, 불임증이 발생 될 수 있는 비타민은 비타민 k이다.

정답 ×

268 **다음 괄호 안에 들어갈 알맞은 말을 고르시오.**

(　　)의 무기질은 근육경련, 식욕저하, 불규칙한 심박동에 도움을 준다.

① 마그네슘　　② 인　　염소　　④ 칼륨

정답 ④

269 **맞으면 ○, 틀리면 × 하시오.**

수분은 생명유지에 필수적으로 가장 자주 공급해 주어야 하는 영양소이다.

정답 ○

270 다음 괄호 안에 들어갈 알맞은 말을 고르시오.

영양소가 수용성인지 지용성인지에 따라 혈액과(　　)로 나뉘어 흡수된다.

① 심장　② 간문맥　③ 림프계　④ 심혈관계

정답 ③

271 맞으면 ○, 틀리면 × 하시오.

대장에서는 소화효소가 분비되지 않아 소화는 일어나지 않는다.

정답 ○

272 다음 괄호 안에 들어갈 알맞은 말을 고르시오.

소화기관들이 유기적으로 움직이면서 음식물을 잘게 부수고 이동시키는 과정을 (　　) 소화라고 한다.

① 기계적인　② 화학적인　③ 소수의　④ 대규모의

정답 ①

273 맞으면 ○, 틀리면 × 하시오.

쓸개즙은 소화 효소는 없지만 지방을 유화시켜 지방의 소화를 돕는다.

정답 ○

274 **다음 괄호 안에 들어갈 알맞은 말을 고르시오.**

> 인슐린이 부족하거나 효율적으로 쓰이지 않을 때, 근육과 지방조직세포에서는 포도당이 부족하게 되는 반면, 혈액 내 포도당의 양은 많아지는 등 두가지의 비정상적인 상황이 생겨 (   )이 된다.

① 위장병 ② 심장병 ③ 당뇨병 ④ 식이섬유질

정답 ③

275 **맞으면 ○, 틀리면 × 하시오.**

> 식이섬유질이 적은 식사를 하면 대변의 양이 적어지고, 유분이 모자라 건조해지며, 대변이 창자 내에 오래 머물게 되어 배변이 힘들어 지게 된다.

정답 ×

276 **다음 괄호 안에 들어갈 알맞은 것을 고르시오.**

> 감은 카로틴과 비타민 C가 사과의 (   )배 정도이다.

① 50 ② 10 ③ 30 ④ 20

정답 ②

277 **다음 괄호 안에 들어갈 알맞은 말을 고르시오.**

> 최근 식생활의 서구화로 (   )섭취는 비만으로 대표되는 성인병의 원인이 되었다.

① 식품 ② 물 ③ 잡곡 ④ 육류

정답 ④

278 **맞으면 O, 틀리면 × 하시오.**

육류의 주성분은 지질이다

정답 ×

279 **다음 괄호 안에 들어갈 알맞은 말을 고르시오.**

동물실험결과 고지혈증, 고혈당증, 콜레스테롤 저하 등의 다양한 기능성이 밝혀진 곡물은 (   )이다.

① 옥수수 ② 완두 ③ 조 ④ 수수

정답 ④

280 **맞으면 O, 틀리면 × 하시오.**

채소류는 단백질을 많이 함유하여 변비를 조절하는 생리효과가 있다

정답 ×

281 **맞으면 O, 틀리면 × 하시오.**

버섯류는 다른 식물이나 동물을 분해하고 영양을 섭취하는 대형의 사실체를 형성하는 것의 총칭이다.

정답 ③

282 **다음 괄호 안에 들어갈 알맞은 말을 고르시오.**

> 콩에는 스타키오스, 라피노오스와 같은 천연의 올리고당이 존재하여 장내유산균을 증식시키고, 콩의 섬유소는 장운동을 원활하게 하여 (　)예방에 효과적이다.

① 감기　② 변비　③ 기침　두통

정답 ②

283 **맞으면 O, 틀리면 × 하시오.**

> 김치는 탄수화물이나 단백질, 지방 같은 열량이 많은 영양소의 함량이 적은데 비해 칼슘과 무기질이 많은 산성식품이다.

정답 ×

284 **다음 괄호 안에 들어갈 알맞은 것을 고르시오.**

> 젓갈류는 20% 내외의 소금 농도에서 숙성되므로, 숙성기간이 6개월에서 1년이 소요되고, 식해의 경우 (　)% 내외의 소금 농도에서 숙성시키므로 숙성이 빠르다.

① 1　② 3　③ 5　④ 10

정답 ④

285 **맞으면 O, 틀리면 × 하시오.**

> 단백질이 부족하게 되면 해로운 물질들이 점점 몸 안에 쌓여 신체기관들이 정상적인 기능을 하지 못하고, 혈액순환이 제대로 되지 않아 당뇨나 고혈압 같은 만성질환에 걸릴 확률이 높아진다.

정답 ×

286 **다음 괄호 안에 들어갈 알맞은 단어를 고르시오.**

( )반응은 당류를 180~200도씨 고온으로, 가열시켰을 때 산화와 분해산물의 중합 또는 축합으로 생성되는 갈색물질에 의해 착색되는 변 현상이다.

① 캐러멜화 ② 당 ③ 알칼리 ④ 산화

정답 ①

287 **맞으면 ○, 틀리면 × 하시오.**

강한 맛 후에 약한 맛을 잘 모르는 상태를 맛의 억제라고 한다.

정답 ×

288 **맞으면 ○, 틀리면 × 하시오.**

모발의 구성성분은 케라틴 단백질이 90% 18종의 아미노산으로 구성 되어 있으며, 특히 황이 함유된 시스틴이 많이 들어 있다.

정답 ○

289 **맞으면 ○, 틀리면 × 하시오.**

버섯류는 다른 식물이나 동물을 분해하고 영양을 섭취하는 대형의 사실체를 형성하는 것의 총칭이다.

정답 ③

290 **다음 괄호 안에 들어갈 알맞은 단어를 고르시오.**

> 콩에는 스타키오스, 라피노오스와 같은 천연의 올리고당이 존재하여 장내유산균을 증식시키고, 콩의 섬유소는 장운동을 원활하게 하여 (　)예방에 효과적이다.

① 감기　　② 변비　　③ 기침　　④ 두통

정답 ②

291 **맞으면 ○, 틀리면 × 하시오.**

> 김치는 탄수화물이나 단백질, 지방 같은 열량이 많은 영양소의 함량이 적은데 비해 칼슘과 무기질이 많은 산성식품이다.

정답 ×

292 **다음 괄호 안에 들어갈 알맞은 것을 고르시오.**

> 젓갈류는 20% 내외의 소금 농도에서 숙성되므로, 숙성기간이 6개월에서 1년이 소요되고, 식해의 경우 (　)% 내외의 소금 농도에서 숙성시키므로 숙성이 빠르다.

① 1　　② 3　　③ 5　　④ 10

정답 ④

293 **맞으면 ○, 틀리면 × 하시오.**

> 단백질이 부족하게 되면 해로운 물질들이 점점 몸 안에 쌓여 신체기관들이 정상적인 기능을 하지 못하고, 혈액순환이 제대로 되지 않아 당뇨나 고혈압 같은 만성질환에 걸릴 확률이 높아진다.

정답 ×

294 **다음 괄호 안에 들어갈 알맞은 단어를 고르시오.**

(　)반응은 당류를 180~200도씨 고온으로 가열시켰을 때 산화와 분해산물의 중합 또는 축합으로 생성되는 갈색물질에 의해 착색되는 변 현상이다.

① 캐러멜화　　② 당
③ 알칼리　　④ 산화

정답 ①

295 **맞으면 ○, 틀리면 × 하시오.**

강한 맛 후에 약한 맛을 잘 모르는 상태를 맛의 억제라고 한다.

정답 ×

296 **심혈관계 질환은 심장과 주요 동맥에서 발생하는 질환인데요, 심혈관계 질환의 위험인자로 볼 수 없는 것을 고르시오.**

① 연령과 성별
② 유전적 요인
③ 정신적 스트레스
④ 적당한량의 비타민 A, B, C, E, D 섭취

정답 ④

297 **맞으면 ○, 틀리면 × 하시오.**

생활습관병은 바람직하지 않은 생활습관(식습관, 운동, 흡연, 음주)에 의해 발생할 수 있는 질환으로 성인병' 이란용어로 사용하기 시작하여 현재 '생활습관병'이라는 말이 많이 쓰인다.

정답 ③

298 **인체 내 지질대사이상으로 혈중의 콜레스테롤이나 중성지방이 정상 범위 이상으로 높아진 상태를 고지혈증이라고 합니다. 다음 중 고지혈증의 원인 이 아닌 것은?**

① 고지방과 고칼로리 식사 ② 음주와 흡연
③ 유전 ④ 불포화지방산

정답 ④

299 **맞으면 ○, 틀리면 × 하시오.**

> 고혈압은 정신적, 육체적으로 안정상태에 있어도 혈압이 정상 이상으로 혈압이 높은 경우를 말한다.

정답 ③

300 **비만은 음식을 섭취하고 에너지로 쓰이지 못한 영양소들이 지방으로 전환됩니다. 이런 경우가 지속적으로 나타나 지방조직이 정상이상으로 많아져 피하조직과 복강 내에 과잉 축적된 상태를 비만 이라고 합니다. 다음 중 비만의 원인이 아닌 것은?**

① 유전 ② 환경적 요인
③ 과다한 열량섭취 ④ 고단백 저칼로리

정답 ④

301 **맞으면 ○, 틀리면 × 하시오.**

> 골다공증의 특성은 연령이 높아지면 골교체에 변화가 오며 파골세포가 제거한 곳을 조골세포가 새로운 뼈를 만들어 넣긴 하지만 완전히 만들어 넣지 못하고 골 손실이 오게 된다.

정답 ③

302 **당뇨병은 이자에서 분비하는 인슐린부족이나 인슐린의 작용 결함에 의해 포도당이 혈액 내에 쌓여 혈당치를 높이는 질환으로 당뇨병의 원인이 아닌 것을 고르시오.**

① 균형잡힌 식단 ② 환경
③ 스트레스 ④ 유전

정답 ①

303 **맞으면 ○, 틀리면 × 하시오.**

다음 중 당뇨병의 3대 증상은 다음, 다식, 다뇨이다.

정답 ③

304 **다음 문장은 암의 원인에 대한 내용입니다. 어떤 암에 대한 내용일까요?**

담배가 원인으로 간접흡연으로도 걸리며, 유전, 석면, 라돈 가스의 영향과 오염된 공기 등으로 걸리는 암이다.

① 폐암 ② 유방암
③ 위암 ④ 대장암

정답 ①

305 **맞으면 ○, 틀리면 × 하시오.**

암증식 억제 인자는 셀레늄, 비타민 K, 비타민 E succinate, 지방산 EPA 암의 성장 지연 시킨다.

정답 ③

306 **다음 문제는 무엇에 대한 설명인가요?**

> 초기 증상으로 기억력 감퇴, 언어능력 저하, 시공간파악능력(지남력)의 저하 판단력 및 일상생활 수행능력의 저하, 몸이 경직되고 보행장애 거동이 힘들어짐, 욕창, 폐렴, 요도 감염, 낙상 등의 신체적 문제와 합병증으로 나타난다.

정답 알츠하이머

307 **맞으면 O, 틀리면 × 하시오.**

> 뼈와 뼈 사이에서 완충작용을 하는 부드러운 연골이 있는데. 어떤 원인으로 인해 이 연골이 손상되는 것이 골관절염(퇴행성관절염)이라 한다.

정답 O

308 **다음 중 (　　)에 들어 갈 수 없는 것은?**

> 다음 중 죽상동맥경화증을 유발하는 인자는 (　　)이다.

① 비만　　② 당뇨
③ 관절염　　④ 고혈압

정답 ③

309 **맞으면 O, 틀리면 × 하시오.**

> 대사증후군은 비만, 고혈압, 이상 지질혈증 등이 복합적으로 존재하는 것을 말한다.

정답 ③

310 흡연에 의해 발생할 수 있는 질환이 아닌 것은?

① 폐암 ② 만성폐기종
③ 동맥경화증 ④ 고혈압

정답 ④

311 맞으면 ○, 틀리면 × 하시오.

만성 폐쇄성 폐질환, 관상동맥 질환, 폐암을 유발하는 가장 큰 요인은 흡연이다.

정답 ③

312 다음 괄호 안에 들어갈 알맞은 단어를 쓰시오.

(　)에 관한 법률 제3조 제1호에 의하면 '(　)은 인체에 유효한 기능성을 가진 원료나 성분을 사용, 제조한 식품' 이라고 정의 했다.

정답 건강기능식품

313 맞으면 ○, 틀리면 × 하시오.

약효식품은 '잠재적으로 질병 예방적이고 건강 증진적인 특성을 갖는 기능성 식품으로서 의약품 형태와 일반식품 형태를 모두 포함하는 용어'라 정의하였다.

정답 ○

314 **비만 환자의 식사요법으로 옳은 것은?**

> ㉠ 지방 함량이 많은 어육류를 제한한다.
> ㉡ 식이섬유소를 제한한다.
> ㉢ 단음식을 제한한다.
> ㉣ 단백질을 제한한다.

① ㉠, ㉡, ㉢ ② ㉠, ㉢
③ ㉡, ㉣ ④ ㉣

정답 ②

315 **맞으면 ○, 틀리면 × 하시오.**

> 저체중은 체질량지수가 18.5kg/m^2 미만으로 낮은 상태다.

정답 ②

316 **현재 한국인에게 나타나고 있는 식생활 위험요인이 아닌 것은?**

① 정신적 스트레스의 증대
② 운동량의 감소
③ 식기호의 병폐로 오는 영양소 섭취 균형
④ 결식과 식사시간의 불규칙성

정답 ③

317 **질병이 없는 대다수의 한국인이 건강을 최적 상태로 유지하고 질병을 예방하는 데에 도움이 되도록 필요한 영양소의 섭취 수준을 제시한 영양섭취기준 항목이 아닌 것은?**

① 평균필요량 ② 권장섭취량
③ 평균운동량 ④ 상한섭취량

정답 ③

318 맞으면 ○, 틀리면 × 하시오.

> 식품구성자전거는 일반인들에게 영양적으로 만족할 만한 식사를 제공할 수 있는 6개의 식품군으로 구성, 각 개인에게 필요한 에너지와 영양소의 양은 연령, 성별 등에 따라 차이가 없다.

정답 ×

319 산소소비 증가, 기초대사량 증가, 스트레스를 많이 받게 되면 글리코겐이 빠르게 분해, 중성 지방과 체단백질의 분해는 스트레스에 의한 어떤 대사의 작용인가요?

① 에너지대사 ② 당질대사
③ 지질대사 ④ 단백질대사

정답 ①

320 맞으면 ○, 틀리면 × 하시오.

> 우리는 생활 속 많은 스트레스에 노출되어 있다. 이를 극복하기 위해 체내에서는 여러 가지 반응이 일어나며 스트레스를 극복하지 못 했을 경우 각종 질환의 원인이 되기도 한다.

정답 ②

321 임신 중 고혈압성 장애 원인이 아닌 것은?

① 나트륨 과잉 섭취 ② 과다한 체중증가
③ 단백질 섭취 ④ 칼슘 부족

정답 ③

322 **임신 중 고혈압성 장애 원인이 아닌 것은?**

① 나트륨 과잉 섭취 ② 과다한 체중증가
③ 단백질 섭취 ④ 칼슘 부족

정답 ③

323 **맞으면 ○, 틀리면 × 하시오.**

철은 조제유에서만 부족한 영양소로 생후3~4개월경부터는 단계별로 곡류, 녹색 채소, 달걀노른자, 육류 등을 이용한 이유식으로 철을 보충한다.

정답 ×

324 **다음 보기를 보고 무엇을 설명하는 것인지 쓰시오.**

건강한 대다수 국민들이 영양소 결핍으로 인한 질병의 발생을 예방, 건강을 유지하기 위한 영양필요량을 충족시키기 위해, 전문가들이 과학적 근거를 토대로 성별과 연령군 별로 설정한 각 필요영양소의 권장사항이다.

정답 영양권장량

325 **맞으면 ○, 틀리면 × 하시오.**

식품을 구입 할 때 마른 식품, 달걀, 고기, 채소와 과일, 유제품, 냉동식품 순으로 구입한다.

정답 ×

326 **운동하면 좋은 점이 아닌 것은?**

① 근력감소 ② 혈중 콜레스테롤 감소 효과
③ 심박출량 증가 ④ 심폐기능 증가

정답 ①

327 **맞으면 ○, 틀리면 × 하시오.**

> 고혈압에 권장할 만한 운동으로 유산소성 운동인 조깅, 수영, 자전거, 테니스 등이 좋다

정답 ○

328 **지구상의 4대 장수촌이 아닌 곳은?**

① 러시아의 코카서스
② 파키스탄의 훈자
③ 에콰도르의 비루카 밤바
④ 일본의 오키나와
⑤ 중국의 신장 위구르 자치구역

정답 ④

329 **맞으면 ○, 틀리면 × 하시오.**

> 건강수명이란 최근에 강조되고 있는 성공적인 노화 또는 최적의 노화와 일맥상통하는 개념이다.

정답 ○

요약정리

건강의 정의

세계보건기구(WHO)는 "건강이란, 병이 없거나 허약함이 없는 것만이 아니라 신체적으로나 정신적, 사회적으로 안녕한 상태를 말한다."고 정의

웰빙(Well-bing)의 개념

육체적, 정신적 건강의 조화를 통해 행복하고 아름다운 삶을 추구하는 삶의 유형이나 문화

로하스(LOHAS)의 개념(Lifestyle of Health And Sustainability)

건강과 함께 환경보전을 중시하는 생활방식

식품의 역할

- 올바른 식품선택과 균형 잡힌 식생활은 생명과 건강 유지에 매우 중요
- 섭취하는 식품의 종류가 성격이나 지능, 정신활동에 영향
- 식품의 선택
  - 식품의 표시 : 식품의 제품명, 원료, 유통기한, 보존방법, 영양성분 등
  - 식품의 유통기한 : 식품의 제조·유통업자가 소비자에게 유통하거나 판매하는 것을 허용하게 되는 마지막 날을 기재함
- 유전자변형식품(Genetically Modified Organism, GMO)
  - 특정 작물에 없는 유전자를 인위적으로 결합시켜 새로운 특성의 품종을 개발하는 유전공학적 기술로 재배된 농작물

우리나라 성인들을 위한 식생활지침

- 매일 골고루 각 식품군 섭취
- 활동량을 늘리고 건강체중 유지
- 위생적이고 청결한 음식섭취
- 짠 음식을 피하고 싱겁게 먹기
- 지방이 많은 고기나 튀긴 음식 줄이기
- 음주의 횟수와 양을 제한하기

세균성 식중독의 종류

① 감염형 식중독
- 장염비브리오균
- 살모넬라균
- 리스테리아균

② 독소형 식중독
- 황색포도상구균
- 보툴리누스균

자연독에 의한 식중독의 종류

① 동물성 자연독
- 복어 – 테트로도톡신
- 조개류– 삭시톡신, 베네루핀

② 식물성 자연독
- 독버섯 – 무스카린
- 감자 – 솔라닌
- 미숙한 매실, 살구씨, 복숭아씨, 은행 – 시안배낭체(아미그달린)

③ 곰팡이독
- 진균중독증
- 황변미중독
- 아플라톡신 – 곡류, 견과류

식품의 안전성

- 생활수준 향상과 기대수명 연장에 따른 관심 증가
- 식품 안전성의 범위 : 원료의 생산으로부터 조리, 가공, 저장, 유통과정, 최종 소비까지 모든 단계를 포함

식품의 안전과 관련해 자주 발생하는 문제들

- 식중독, 식품오염, 암원성 물질 등
  단백질 : 완전단백질
  단백질 : 불완전단백질

단백질의 기능

① 신체조직 기능
② 효소, 호르몬 및 항체합성
③ 체액의 균형유지
④ 체액의 산, 염기 평형 유지
⑤ 산소 및 영양소 운반

⑥ 에너지 공급원
⑦ 포도당 합성으로 혈당 유지

환경오염에 따라 소비자의 식탁에 오르는 농·수·축산물이나 식수의 2차 오염에 대한 우려가 높아지고 있는 가운데 노출 빈도가 높은 대표적인 중금속

- 카드뮴(Cadmium)
- 납(Lead)
- 니켈(Nickel)
- 비소(Arsenic)
- 메틸수은(Methylmercury)

안전성에 문제가 있거나 오남용의 위험이 있어 "식품 중 잔류허용기준"을 두어 관리하고 있는 동물용의약품

- 시프로플록사신(Ciprofloxacin)
- 클렌부테롤(Clenbuterol)

일부 미생물들은 인체에 감염성 질병을 야기하거나 또는 치명적인 독소를 생성하여 식품과 함께 섭취하였을 때 식중독을 일으키므로 주의한다.

- 곰팡이독소(mycotoxins)
- 클로스트리디움 보툴리눔(Clostridium botulinum)
- 사카자키균 (E. Sakazakii)
- 노로바이러스(Norovirus)

식품알레르기 관리의 필요성

- 식품알레르기는 성인보다 어린이에게서 발생률이 높다.
- 식품알레르기는 어린이 아토피피부염의 주요원인이다.
- 식품알레르기는 어린이와 가족의 삶의 질에 큰 영향을 미친다.
- 식품알레르기의 급성반응은 생명에 위험을 줄 수 있다.

영양소란?

식품 중 체내에서 대사과정을 조절하며 에너지를 내어 생명을 유지하게 하는 물질.

탄수화물의 기능

① 주요 에너지 공급원
② 단백질 절약작용

③ 중추신경계의 기능유지
④ 장 건강 유지
⑤ 음식에 단맛제공
⑥ 케토시스 방지

다량무기질

무기질	급원식품	주요기능
칼슘(Ca)	우유, 치즈, 녹황색채소, 멸치, 말린 콩	뼈, 치아형성, 혈액응고, 신경전달, 근육수축
인(P)	우유 및 유제품, 어육류, 곡류	뼈, 치아형성, 산-염기균형
칼륨(K)	녹황색채소, 콩류, 바나나, 우유, 육류	근육경련 식욕저하, 불규칙 심박동
나트륨(Na)	육류, 우유 및 유제품, 베이킹소다, 화학조밀	금육경련, 구토, 식욕감소, 현기증
염소(Cl)	소금 함유식품, 채소, 과일	구토, 설사
마그네슘(Mg)	전곡, 견과류, 녹색잎 채소	단백질합성 효소 활성화/신경, 심장기능
철(Fe)	간, 굴, 육류, 채소	헤모글로빈구성, 효소구성
요오드(I)	해조류	갑상선호르몬구성, 기초대사율
아연(Zn)	식품에 널리 분포	효소활동에 관여
구리(Cu)	간, 굴, 코코아, 견과류	헤모글로빈합성, 뼈, 석회질화
셀레늄(Se)	해조류, 고기, 곡류	항산화제 역할, 세포막 유지
불소(F)	불소 참가음료, 해조류	골격형성, 충치예방

분류	지용성비타민	수용성비타민
종류	비타민 A, D, E, K	비타민 B_1, B_2, B_{12}, niacin, pantothenic acid, biotin, folic acid, choline, 비타민 C
흡수성	체내로 흡수되기 어렵다.	체내로 흡수되기 쉽고 흡수가 빠르다.
저장성	필요량 이상의 섭취량은 체내저장	필요량 이상의 섭취량은 체외로 방출(예외, 비타민12)
결핍증	결핍증세가 서서히 나타난다.	결핍증세가 비교적 빨리 나타난다.
독성	과량 섭취시에는 독성유발	장기간 고농도 섭취 시에만 독성유발

소화와 흡수

- 섭취된 모든 식품은 입으로 부터 소화기관을 거쳐
- 지나는 동안 여러 가지 화학작용이나 반응들이 일어나 식품 속의 영양소들을 유용한 형태로 만들어 준다.

소화과정

① 근육이나 치아의 물리적 작용
② 화학적 과정 : 효소에 의해 각각의 영양소들은 흡수되기 좋은 상태로 분해

흡수

영양소가 수용성인지 지용성인지에 따라 혈액과 림프계로 나뉘어 흡수

기관	주요 분비물	주요기능
입과 인두	물과 염류, 점액 아밀로오스 분해효소 탄수화물 소화	저작작용, 탄수화물 소화시작 음식적시기 윤활작용
식도	점액	연동운동으로 음식이동, 식도 하부 괄약근이 위 내용물의 역류방지
위	염산, 펩신, 점액	음식물의 저장, 혼합, 소화시작 알코올과 적은 양의 지방흡수 작은창자로의 이동속도 조절 음식의 연화, 살균, 단백질 소화, 윤활작용
이자	소화효소 중탄산염	탄수화물, 지방, 단백질의 소화효소 분비 위산중화
간	쓸개즙, 중탄산염	지방의 유화, 위산중화
쓸개		쓸개즙 저장과 농축
소장	소화효소, 점액	대부분의 영양소가 소화, 흡수, 탄수화물, 지방, 단백질의 소화윤활작용
대장	점액	내용물의 저장과 농축물과 무기질의 흡수 윤활작용

영양소의 흡수

① 소장에서의 흡수

- 흡수된 영양분의 이동
  포도당, 아미노산, 수용성비타민(B, C), 무기염류 → 융털의 모세혈관
  〈융털의 모세혈관 → 간문맥 → 간 → 심장 → 온몸〉
- 지방산, 글리세롤, 지용성 비타민(A, D, E) → 융털의 암죽관
  〈융털의 암죽관 → 림프관 → 가슴관 → 심장 → 온몸〉

② 대장에서의 흡수

- 대장에서는 소화효소가 분비되지 않아 소화는 일어나지 않는다.
- 주로 수분이 흡수되고 찌꺼기는 대변이 된다.
- 많은 대장균이 살고 있어 섬유소를 분해

영양소의 소화, 흡수, 배설

① 소화, 흡수

- 식품 내에 존재하는 영양소들이 인체에서 사용되기 위해서는 소화기관 내에서 소화와 흡수라는 과정을 통해 몸 안의 세포 내로 들어온 이후에야 사용이 가능.
  → 이러한 소화작용은 호르몬과 신경계에 의해 조절되며, 소화는 기계적인 소화와 화학적인 소화로 구분

[영양소의 운반과 배설]

기계적인 소화

입,인두 → 식도 → 위 → 소장 → 대장을 거쳐 음식물 덩어리가 이동

화학적 소화

소화기관의 각 부위에서 분비되는 소화액에 의해 음식물을 잘게 가수분해되는 것

배설

- 음식물을 섭취하면 영양소로 흡수된 나머지는 몸속의 여러 기관을 거친 다음 몸 밖으로 나오게 되며, 각 기관에서 쓰여지고 남은 것은 간에 저장된다.
- 찌꺼기가 몸 밖으로 나오는 배설물에는 소변, 대변, 땀이 있다.

[영양과 면역]

영양소 중에서 열량과 단백질 부족 시

특히 어린이의 경우, 면역기관의 무게가 감소하고, 세포매개성 면역능력이 감소하여 쉽게 질병에 감염

- 열량섭취가 너무 많아 비만이 되면 면역기관의 감소가 나타나고, 특히 T 세포가 담당하는 세포매개성 면역반응이 감소하게 된다.

단백질 결핍증

① 콰시오카

1~4세까지의 어린이들에게서 젖을 뗀 후에 영양이 부족하거나 또는 급속한 성장에 필요한 영양의 섭취가 필요할 때 잘 나타남

② 마라스무스

열량과 단백질이 모두 부족한 상태를 '열량- 단백질 영양실조'라 하며, 다른 표현으로 마라스무스라고 부름

③ 페닐케톤뇨증

유전으로 인한 병, 태어난 후 몇 달 동안은 정상적으로 보이지만 3~5개월 사이에는 주위에 무관심하고, 한살이 되면 지능저하를 보인다.

탄수화물 섭취와 관련 질환

① 당뇨병

인슐린이 부족하거나, 효율적으로 쓰이지 않을 때, 근육과 지방조직세포에서는 포도당이 부족하게 되는 반면, 혈액 내 포도당의 양이 많아지는 등 두 가지의 비정상적인 상황이 생겨 당뇨병이 된다.

② 유당불내성

일반적으로 정상인은 우유 속에 있는 유당을 분해효소인 락테이스를 사용하여 갈락토오스와 포도당으로 분해하여 흡수하나, 락테이스를 충분히 가지고 있지 않은 사람은 유당이 소화되지 못하고, 배에 가스나 공기가 꽉 찬 느낌, 복부경련 등의 증세를 보임

지방섭취와 관련 질환

① 심장병

② 암

영양과 스트레스

- 1단계 : 경보단계 – 외부 환경에 대한 신체의 반응단계
- 2단계 : 저항단계 – 스트레스가 지속적이며 신체적, 정신적 변화를 초래하는 단계
- 3단계 : 소진단계 – 신체적, 정신적 자원이 고갈되는 상태

생리적 스트레스에 대한 신체 대사과정에 직접 관여하는 중요 호르몬

① 카테콜라민 – 부신수질에서 분비

② 코티솔 – 부신피질 자극호르몬에 의해 부신피질로부터 분비

③ 글루카곤 – 스트레스를 받으면 글루카곤 분비 촉진

④ 알도스테론 – 부신피질 자극호르몬에 의해 부신피질로부터 분비되는 중요 호르몬

육류의 화학성분

① 단백질

- 고기의 주성분은 단백질
- 마이오신, 액틴, 트롬보마이오신을 함유
- 결합조직 단백질에는 콜라겐, 엘라스틴, 레티큘린 등

② 글라이코젠(글리코겐)

- 근육중의 탄수화물은 주로 글라이코젠으로 생고기 중에 보통 약 0.5%~1.0% 들어있음
- 말고기에는 글라이코젠 함량이 1.5~2.0%로 비교적 많음

③ 엑스분

- 고기를 물과 함께 가열하여 추출했을 때 얻어지는 성분
- 글리코겐, 포도당, 과당, 갈락토오스, 이노시톨 등이 합해서 고기에 1.4%, 간장에 2.5% 정도 엑스분은 나이가 많은 동물일수록, 운동량이 많은 근육일수록 함량이 높다.

④ 지질

- 고기중 가장 변동이 많은 부분
- 고기성분에 함유된 지방 중 조직지방과 축적지방 두 가지 형태로 나눔

⑤ 비타민

- 살코기 중에는 주로 비타민 B군이 많이 함유
- 비타민 B_1, B_2, 나이아신 등의 좋은 급원

- 특히, 돼지고기는 비타민 B_1의 함량이 높음
- 쇠고기와 양고기에는 비타민 B_2가 돼지고기보다 많이 포함

⑥ 무기질

- 근육내의 무기질 함량은 1% 정도
- 황, 칼륨이 많고, 칼슘, 마그네슘 등이 적음
- 철의 함량은 적으나 흡수이용률이 높으므로 육류는 철의 좋은 급원

육류

① 쇠고기

- 소한마리에서 고기의 양은 35%를 차지
- 단백질 20%, 지방 15%

② 돼지고기

- 담적색을 띠며 단백질과 지방이 많아서 맛이 좋음
- 고기의 섬유가 가늘고 연하여 소화율이 95%
- 지방의 성분이 돼지고기의 맛을 좌우
- 비타민 B_1(1.0mg%) 비타민 B_2(0.12mg%)이 많은 것이 특징

③ 양고기

- 양고기는 쇠고기보다 지방이 많고 특이한 냄새가 나지만 맛이 좋고 소화가 잘 되므로 산모, 어린이, 환자의 회복식으로 알맞음

④ 토끼고기

- 토끼고기는 담백하여 닭고기와 비슷
- 글라이코겐이 많고, 점착성이 강하므로 햄, 소시지에 많이 사용

⑤ 닭고기

- 고기뿐 아니라 내장도 영양가가 높아서 많이 이용
- 닭고기는 육류에 비하여 성분의 차이가 없으나 고기에 지방이 섞여 있지 않아 맛이 담백함
- 지방의 대부분은 피하에 모여 있고, 카로틴이 많고, 황색을 띰

⑥ 칠면조 고기와 오리고기

- 칠면조는 서양에서 크리스마스 축하 만찬에 많이 먹음
- 오리고기는 닭고기와 비슷하고, 비타민 B_1, B_2가 많음

생선, 조개류

약 80%의 수분과 지질

단백질은 일정량 함유

조개류는 글라이코젠 함량이 계절에 따라 크게 변함

① 수분과 탄수화물

② 단백질

③ 지질

④ 무기질과 비타민

우유와 유제품

① 우유의 성분
- 단백질
- 탄수화물
- 무기질과 비타민

② 우유의 효소
- 단백질의 분해효소(프로테이스), 지질분해효소(라이페이스)
- 과산화수소분해효소(카탈레이스), 퍼옥시데이스 등
- 여러 가지 효소가 들어 있음

알류의 성분 및 특징

식용알의 종류 : 달걀, 오리알, 칠면조알, 메추리알, 새알, 거북알 등

① 달걀의 성분
- 단백질
- 지질
- 탄수화물
- 무기질과 비타민

② 오리알
- 레시틴 : 달걀노른자에 비해 2배 함유
- 비타민 B_{12} : 뇌의 노화를 막아주어 치매 예방
- 불포화지방산 : 고혈압, 동맥경화 등 심혈관계 질환 예방

③ 메추리알
- 단백질 : 필수 아미노산이 계란보다 많이 함유
- 비타민 A : 시력을 높여주고 눈을 보호

곡류의 성분

① 쌀
- 탄수화물, 지질 단백질, 비타민, 무기질

② 밀
- 탄수화물 : 밀의 주성분
- 지방, 비타민 B, 효소
- 단백질 : 글루테닌, 글라이딘, 알부민, 글로불린
- 무기질 : 약 2% 함유

③ 보리
- 무기질로 인과 칼슘이 많고 비타민 B_1이 많이 들어 있음
- 지질 2% 함유

④ 옥수수

옥수수 단백질 : 라이신, 트립토판이 부족하여 불안정한 단백질이나, 곡류, 특히 쌀에 부족한 트레오닌, 함황 아미노산이 많이 함유

⑤ 메밀
- 단백질 함유량 평균 10%

⑥ 조
- 아미노산 함유율은 76%
- 철과 비타민 B군은 많으나, 비타민 A, 비타민 C는 거의 없음

⑦ 수수
- 주성분은 탄수화물, 주로 전분이 약 60% 차지
- 다른 전분에 비해 소화가 좋지 않고, 비타민류의 함량도 적음.

⑧ 귀리
- 탄수화물 : 전분과 적은 양의 당과 덱스티린이 있음
- 글루테린 함유

콩과 식물의 성분 및 특징

① 콩 성분
- 탄수화물
- 단백질
- 지질
- 무기질과 비타민

② 팥과 녹두
- 탄수화물인 전분이 많음
- 단백질은 20% 함유
- 특수성분으로 사포닌 함유
- 콩과 같이 칼륨과 인이 많으며, 비타민도 많이 들어 있음

③ 완두 – 팥의 일종
- 대두보다 단백질이 적으나 탄수화물은 많음
- 탄수화물은 주로 전분이고 지질의 함량은 적음
- 비타민 A, 비타민 B_1, 비타민 B_2가 들어 있고, 발아할 때 비타민 C 량이 더 높아짐
- 미숙 완두는 단백질, 수분이 많고, 익은 것은 전분, 셀룰로오스, 다당류가 많음

④ 땅콩
- 단백질이 25% 정도 콩보다 적음 – 지방 : 올레산, 리놀레산
- 탄수화물 : 콩과 같이 적은편 – 무기질 : 칼륨, 인, 철, 칼륨, 나트륨 함유
- 비타민 : 비타민 B_1, 비타민 E도 약간 들어 있음

채소류의 성분 및 특징

① 채소류의 특징과 분류
- 채소류는 주로 비타민 A, B, C의 급원
- 무기질인 칼륨, 칼슘이 많으므로 산성을 중화하는 효과
- 식이섬유를 많이 함유하여 변비를 조절하는 생리효과

② 채소류의 주요 성분
- 탄수화물
- 단백질과 질소화합물

- 지질 : 채소의 종류에 따라 다르지만 지방이 비교적 적게 함유
- 비타민류
- 무기질

과일류의 성분 및 특징

① **토마토**
- 비타민 A, C
- 당분 : 약 5%
- 펙틴질 30%
- 무기질 : 60%, 염소 19%, 인 13%

② **사과**
- 수분 : 85%
- 당분 : 10%
- 무기질 : 칼륨, 철
- 식이섬유, 펙틴의 정장작용 : 변비해소, 혈당치의 정상화
- 페놀화합물 : 심장병 예방

③ 배
- 수분 : 84~88%
- 칼륨 : 140~170 mg
- 탄수화물 : 14%
- 비타민 : 비타민 B_1, 비타민 B_2, 비타민 C
- 퀘르세틴 : 알레르기와 관련 염증반응 낮춰줌, 뇌와 기관지 종양의 성장을 지연, 오염물질이나 흡연으로부터 폐를 보호, 체내 대사생리, 항암효과우수

④ 감
- 탄닌성분
- 비타민 : 카로틴과 비타민 C는 사과의 10배 정도
- 항암효과, 노화지연, 폐기능 향상, 당뇨병성 합병증 예방

⑤ 포도
- 포도당과 과당 약 10~15%
- 퀘르세틴이 있어 심장병과 암 예방, 알레르기 관련 염증반응 지연
- 뇌와 기관지 종양의 성장 지연
- 오염물질이나 흡연에서 폐를 보호

⑥ 살구
- 생과에는 비타민 A, 비타민 B_1, 비타민 B_2, 비타민 C 함유
- 무기질 : 칼륨, 철
- 베타카로틴 : 노화지연, 폐기능 향상, 폐암예방, 당뇨병성 합병증 예방

⑦ 딸기
- 무기질 : 칼륨, 인, 칼슘, 비타민 C
- 안토사이아닌과 엘라그산 : 노화지연, 암 예방

해조류의 성분 및 특징

① 김
- 비타민 A, B, 비타민 D, E
- 무기질 : 아연, 인, 철분, 요오드
- 마른 김 : 베타카로틴, 노화지연, 당뇨병성 합병증 예방, 폐기능 향상, 폐암예방효과

② 미역
- 알긴산 함유
- 베타카로틴 : 노화지연, 당뇨병성 합병증 예방, 폐기능 향상. 폐암예방 효과
- 무기질 : 요오드, 칼슘, 철분 등

③ 다시마
- 알긴산 함유
- 탄수화물 : 펙토산
- 단백질 : 프로비타민 A와 B_2
- 식이섬유

④ 파래
- 철, 칼슘, 비타민 C 다량 함유
- 단백질 : 20~30%
- 무기염류 : 10~15%
- 비타민 A 500~ 1,000IU 함유

⑤ 우무(한천)
- 우뭇가사리 주원료
- 베타카로틴 다량 함유 : 노화지연, 당뇨병성 합병증 예방, 폐기능 향상, 폐암예방

버섯류의 성분 및 특징

1) 버섯류

다른 식물이나 동물을 분해하고 영양을 섭취하는 균류 중
대형의 사실체(포자를 형성하는 기관)를 형성하는 것의 총칭

① 느타리버섯
- 저칼로리, 비타민 B_2, D, 식이섬유 등 함유

② 표고버섯
- 수분 91%, 단백질 2%, 탄수화물과 식이섬유 등

장류의 생리활성성분

- 이소플라본 : 동맥경화를 예방하는 효과가 있으며, 에스트로겐과 길항 작용하여 지나친 에스트로겐 작용을 억제함으로써 유방암을 감소시키고, 폐경 후에 에스트로겐 분비가 줄어들면 에스트로겐의 호르몬작용을 도와 골밀도를 유지시키는 등의 호르몬 대체요법으로서의 가능성이 제시되고 있다.
- 사포닌 : 항산화 활성, 항암활성, 콜레스테롤 감소효과, 간 손상 보호효과 및 항바이러스 활성 등의 효과가 보고되고 있다.
- 레시틴 : 레시틴은 대두에 약 2% 함유되어 있는 인지질로서 강한 유화작용이 있으며, 혈관에 부착된 콜레스테롤을 용해하는 작용이 있다.

간장의 영양성분

간장은 단백질과 20여 종의 아미노산이 풍부한 콩으로 만들어지는 발효식품

된장의 영양성분

단백질 38%

- 리놀레산등 불포화지방산이 많이 함유된 지방이 18%, 100그램 당 열량이 128kcal, 단백질 12그램, 지방 4.1그램, 탄수화물 14.5그램, 무기질 17.9그램으로 영양이 풍부한 식품

식해

주재료에 소금과 쌀밥을 혼합하여 보존하면 유산에 의한 미생물의 작용으로 발효가 일어나며, 이로 인하여 산미가 생성되는데, 산성이 높아짐에 다라 부패세균의 증식이 억제되어 저장성이 부가 된다.

어육의 자기소화에 의해 각종 아미노산이 생성되며, 식해의 감칠맛을 부여한다.

젓갈

젓갈은 세소공정이 간난하고, 숙성 후에 녹특한 감칠맛과 풍미를 가지며 소화흡수가 잘되어 우리나라는 예부터 밥 반찬이나 김치를 담글 때 부재료로서 사용한다.

젓갈은 일반성분은 단백질 8~16%, 지방 6~25%로 종류에 따른 함량의 차이는 있으나, 비타민 B_1, 비타민 B_2 : 0.5~1.5 마이크로그램/g, 나이아신은 6~16 마이크로 그램/g이다.

효소

일반적으로 건강하게 살기 위해서는 잘 먹어야 한다고 생각하지만 그보다 더 중요한 것은 음식이 몸에 소화 흡수되는 과정

모든 음식은 중간에서 흡수 가능한 영양분으로 변화과정을 거치는데 효소는 이렇게 중간에서 영양분으로 변화시키는 역할을 담당.

효소가 필요한 경우

- 질병이 있는 사람
- 칼로리를 많이 섭취하는 사람
- 가공식품을 많이 섭취하는 사람
- 청량음료와 커피를 많이 마시는 사람
- 운동이 부족한 사람
- 술 담배를 많이 하는 사람

기본 맛_1

단맛은 혀의 앞부분, 쓴맛은 뒷부분, 신맛은 양쪽가장자리
짠맛은 혀 앞의 가장 자리에서 가장 강하게 느낌

① 단맛성분
- 설탕, 당류, 당알코올, 일부 아미노산, 펩타이드, 방향족 화합물, 황화합물

② 짠맛성분
- 짠맛은 매우 중요한 맛 성분
- 조리의 가장 기본적인 맛
- 짠맛 성분은 무기 및 유리 알칼리염이 주성분

③ 신맛
- 무기산과 유기산이 있다.
- 용액 중에 해리되어 있는 수소이온과 해리되지 않은 산 분자에서 기인

④ 쓴맛
- 다른 맛보다 매우 민감해서 미각신경에 느껴지며, 식품의 전체 맛에 영향을 미친다.
- 혀의 뒷부분에서 예민하게 지각되고, 비교적 장시간 지속

⑤ 매운맛 : 미각이라기보다는 구강 내에서 감지하는 통각

⑥ 떫은맛 : 혀 표면의 점성단백질이 일시적으로 변성, 응고되어 미각신경이 마비됨으로써. 일어나는 수렴성의 맛
- 특히 감, 차, 커피, 맥주, 포도주, 도토리 등에서 나타난다.

⑦ 감칠맛 : 단일 물질에 의한 맛이 아닌 여러 가지 맛을 내는 성분이 혼합된 것으로, 단맛, 짠맛, 신맛, 쓴맛이 잘 조화된 구수한 맛을 표현

⑧ 아린맛 : 무기염류, 배당체, 타닌, 유기산 등에 의한 것
- 쓴맛과 떫은맛이 복합적으로 섞인 맛, 죽순, 고사리, 우엉, 가지(충분히 우려내다), 토란(쌀뜨물에 삶음)

생활습관병과 대사증후군의 개념

- 생활습관병은 바람직하지 않은 생활습관(식습관, 운동, 흡연, 음주)의해 발생할 수 있는 질환
- '성인병'이란용어로 사용하기 시작하여 현재 '생활습관병'이라는 말이 많이 쓰인다.
- 대사증후군은 사람의 몸 안에서 일어나는 화학과정 물질대사(신진대사)에 의한 질병들의 복합적 상태

심혈관계질환

- 심혈관계 질환은 심장과 주요 동맥에서 발생하는 질환
- 심혈관계 질환의 원인으로 서구화된 식습관 패스트푸드, 육류, 유제품, 과자, 음료수, 포화지방과 트랜스지방의 과잉섭취로 인한 혈액 내 콜레스테롤 농도 상승, 에너지의 과다섭취, 식이섬유, 엽산, 비타민 E 항산화제섭취 부족, 칼륨, 마그네슘, 단백질의 섭취부족, 운동부족, 피임약 복용 등

고지혈증

① 개념

인체 내 지질대사이상으로 혈중의 콜레스테롤이나 중성지방이 정상 범위 이상으로 높아진 상태

② 고질혈증의 원인

고지방, 고칼로리 식사, 음주, 유전, 간 기능 장애, 당뇨병, 피임약 복용, 갑상선 기능 저하, 흡연, 유전적요인, 서구화 된 식사, 약물남용, 음주, 스트레스 등

동맥경화의 특징

동맥혈관 내면에 콜레스테롤 축적 혈관의 내경이 좁고 탄력성이 감소한 상태로 혈액 혈관벽이 굳어짐

고혈압의 특징

- 고혈압은 정신적, 육체적으로 안정 상태여도 혈압이 정상 이상으로 높은 경우
- 오후에 높고, 양팔의 혈압도 오차가 있으며 높은 혈압 측정
- 흡연과 식사 직후, 운 전후, 추위, 방광 충만 등에도 혈압이 달라진다.

골다공증의 특징

- 정상적인 뼈는 뼈가 녹고 흡수와 생성과정(골교체)을 반복한다.
- 연령이 높아지면 골교체에 변화가 오며 완전히 만들어 넣지 못 해 골 손실
- 복합적인 요인의 작용에 의해 새로운 뼈가 형성되지 못한다.
- 뼈의 화학적 조성에는 변화가 없다.
- 작은 충격에도 쉽게 골절이 됨, 뼈 속에 구멍이 많아 골밀도가 낮은 상태 지속
- 폐경기 이후 여성과 노인에게 주로 나타난다.

비만의 개념

- 음식을 섭취하고 에너지로 쓰이지 못한 영양소들이 지방으로 전환
- 피하조직과 복강 내에 과잉 축적된 상태
- 정상적인 생리적 기능에 장애, 여러 질환의 원인이 된다.

비만의 원인

유전, 병적 요인, 환경적 요인, 과다한 열량섭취

변비시 식이요법

고섬유식(전곡, 콩, 해조류, 우유와 유제품, 과일, 채소 등)
충분한 수분 섭취, 자극성 식품 제한

당뇨병의 원인

인슐린 부족, 기능 장애, 정확한 원인 불분명, 유전적 요인(동일 가계 내 높은 비율이 발병, 혈연관계발생 빈도가 높음), 환경적 요인 등 복합적 요인, 스트레스,

비만, 영양 불량, 운동부족, 약물남용

당뇨병의 예방적 식생활

열량, 단백질, 지질, 탄수화물의 섭취량 조절, 표준 체중 유지, 정해진 양의 식사를 규칙적인 식사, 통곡물 섭취섬유소, 신선한 채소와 잡곡, 해초류을 섭취

위장질환의 원인

과식, 폭식, 음주등, 패스트푸드, 정제된 흰밀가루, 기름진 음식, 육류, 자극적인 맵고 짠 음식, 오염된 음식, 잘 못된 생활 습관 반복

위장질환시 식생활

333식습관(하루 3끼, 한 입에 30회 씹기, 30분간 천천히 식사하기)를 지킨다.

암질환의 원인

내인성 원인, 환경적 요인, 하나에 국한 되지 않고, 복합적 요인으로 발생

암의 종류

조절기능이 없는 비정상적인 세포들이 이상 증식하는 장소에 따라 그 종류가 정해진다.

암환자의 영양공급

영양소를 부족함 없이 공급, 영양불량 상태 빠지는 것을 차단, 고단백의 소화 쉬운 음식, 향, 맛, 색, 식사 분위기 조성

식사 중 수분 섭취 제한, 차거나 얼린 음료 제한, 소량씩 천천히 자주(영양 밀도가 높은 식품)섭취

암예방을 위한 생활지침

- 금연을 한다.
- 일과 쌀, 보리, 콩, 녹황색채소 위주의 식사
- 귤, 딸기, 오렌지, 고구마, 견과류, 키위, 복숭아 등
- 암 예방에 좋은 해조류, 과일, 요구르트, 우유 등 섭취
- 정상체중 유지
- 충분한 식이섬유소 섭취

- 알맞은 운동을 꾸준히
- 과음 과식 제한
- 청결한 환경 유지

알츠하이머의 정의

- 서서히 발병
- 점진적으로 진행 퇴행성 질환

알츠하이머의 증상

- 기억력 감퇴 시작
- 언어능력 저하
- 시공간파악능력(지남력)의 저하
- 판단력 및 일상 생활수행능력저하

빈혈의 증상

- 계단 오르면 숨이 참, 기운 없음, 피곤함, 손발 저림, 어지러움, 두통 등

빈혈의 원인

- 철분 결핍, 골수 이상, 자궁근종 자궁폴립(용종), 자궁내막증식증 등

관절염

- 관절 주위를 둘러싸고 있는 활막이라는 조직의 염증 때문에 일어나는 자가면역질환의 일종
- 활막이 존재하는 모든 관절을 침범하는 질환으로서 수개월에서 수년에 걸쳐 진행되는 만성 질환, 유전, 세균 감염, 바이러스 감염, 정신적, 육체적 스트레스 등

대사증후군의 정의

- 복부비만, 당뇨병, 고인슐린혈증, 고혈압, 고지혈증등을 동시 다발적으로 가지고 있는 경우

대사증후군 발생요인

- 잘못된 식습관 운동부족 등의 생활습관이 인슐린 저항을 유발, 이로 인해 비만, 당뇨병, 고인슐린혈증, 고혈압, 고지질혈증 등의 대사장애가 초래
- 이러한 대사장애가 진행되면 동맥경화, 심장병 뇌졸증 등의 심혈관계질환의 발생 위험을 높임

대사증후군의 예방과 관리

- 대사증후군은 대표적인 생활습관병 대사증후군의 예방 및 관리를 위해 식생활, 신체활동, 음주, 흡연, 스트레스 관리 등 건전한 생활습관을 해야 한다.
- 고지방 및 고탄수화물, 나트륨 과다 섭취는 대사증후군의 위험을 증가시킴.
- 대사증후군의 식사조절은 체중조절, 혈중 지질농도의 정상화, 혈압조절, 영양이 균형 잡힌 식품을 구성, 규칙적이게 섭취하는 것이 최우선

흡연과 건강

대사증후군은 대표적인 생활습관병 대사증후군의 예방 및 관리를 위해 식생활, 신체활동, 음주, 흡연, 스트레스 관리 등 건전한 생활습관을 해야 한다.

고지방 및 고탄수화물, 나트륨 과다 섭취는 대사증후군의 위험을 증가시킨다.

대사증후군의 식사조절은 체중조절, 혈중 지질농도의 정상화, 혈압조절, 영양이 균형 잡힌 식품을 구성, 규칙적이게 섭취하는 것이 최우선

흡연과 질환

폐는 공기 중의 산소를 흡입하여 이산화탄소를 배출하는 호흡기관

흡연은 폐의 이러한 작용에 영향을 주어 장기간 흡연하면 폐암, 폐기종, 동맥경화증과 심장순환계 질병 등의 원인이 된다.

건강기능식품

건강기능식품에 관한 법률 제3조 제1호에 의하면 '건강기능식품은 인체에 유효한 기능성을 가진 원료나 성분을 사용, 제조한 식품'이라 정의

식품 품질변환 조작에 의해 얻어진 기능성 성분을 활용 생체에 대해 기대되는 효과를 충분히 발현 할 수 있도록 설계된 일상적으로 섭취되는 식품

신장병, 심장병, 고지혈증, 당뇨병 등의 성인병의 질환에 대응하는 기능을 가진 식품

고시형 건강기능 식품

건강기능 식품법 제 14조 제1항의 규정에 의해 식품 의약품 안전청장이 품목별로 기준과 규격을 고시하는 건강기능식품

2008년 6월 1일부터 시행되고 있는 고시형 건강기능 식품의 분류는 영양소 4품목과 기능성 음료 31품목

건강기능식품의 종류

고시형 건강기능 식품

① 식이보충제(dietary supplements)

식사 보충 식품, 비타민, 무기질, 허브 또는 그 밖의 식물성분, 아미노산, 농축 식품성분, 구성 물질, 추출물 혹은 혼합물 중 한 가지 이상을 함유

② 기능성 식품(functional food)

어떠한 방식으로 가공되었는지 여부와 관계없이 특수한 건강상의 효과를 위해서 조성되었거나 소비되는 식품

③ 약효식품(nutraceuticals)

의약품 형태와 일반식품 형태를 모두 포함

개별 인정형 건강기능식품

영업자가 개별적으로 제품을 개발 자체적으로 해당 식품으로 기준과 규격을 정해 식품의약안전청장의 인정을 받은 것

개별 인정형 건강기능식품은 현재 고시된 품목이나 기능성의 범위 외의 기능식품이나 기능을 추가로 표시하고자 하는 경우에 별도로 인정해 주는 제도

영업자가 개별적으로 제품을 개발한 경우에 자체적으로 해당식품의 기준과 규격을 정해 식품의 약품안전청장의 인정을 받으면 기준 및 규격형 제품과 똑같이 제조한다.

건강체중

체질량지수가 18.5~23kg/m^2 미만이면서, 체지방량이 남자 15% 이하, 여자 25% 이하이거나, 체지방률만 이 범위에 속할 때

비만

체지방이 과다 축적된 상태, 유전, 환경, 내분비계 이상, 약물복용, 심리적 요인 등이 복합적 작용

비만은 심혈관계질환, 암, 수면무호흡증, 고혈압, 당뇨병, 지방간, 불임 등 각종 질병에 발생위험을 높인다.

식생활 위험요인

①현대사회에 처해 있는 정신적 스트레스의 증대

② 운동량의 감소

③ 식생활의 변화로 인한 영양소 섭취 불균형

④ 생활의 다양화

⑤ 결식과 식사시간의 불규칙성

⑥ 야채나 과일의 섭취 부족

⑦ 범람하고 있는 각종 가공식품의 빈번한 이용 등

한국인의 영양섭취기준

최적상태로 건강을 유지하고 질병을 예방하는데 도움이 되도록 필요한 영양소 섭취 수준을 제시하는 기준

식사구성안

- 영양 섭취기준에 맞는 건강한 식사를 하루에 어떤 식품을 얼마만큼, 어떻게 구성하여 먹어야 하는지를 제안
- 건강한 식사를 쉽고 간편하게 구성할 수 있도록 도움

임신 및 수유기의 식생활

비타민 D, 엽산, 칼슘 및 철 섭취 철저, 다양한 식품 섭취, 양질의 단백질, 신선한 채소와 과일, 수분을 충분히 섭취

영유아기의 식생활

- 영아기 – 성장과 발달을 위해 단위체중당 영양 요구량이 높음, 이유식을 통한 부족한 영양소 섭취
- 유아기 – 영양 밀도가 높은 음식을 공급

성인기의 식생활

에너지, 지방 및 나트륨 섭취 제한, 부족한 영양소 비타민 A, 비타민 B2, 비타민 C, 칼슘 등을 충분히 섭취

노인기의 식생활

- 영양, 운동 등 환경적 요인을 적절하게 관리 노화 속도를 늦추며, 질환에 걸리지 않고 건강한 노인기 영위
- 노인기는 거의 모든 영양소 섭취가 낮고, 지방, 비타민 B_2, 칼슘을 충분히 섭취 하도록 함
- 식품 및 수분 섭취 감소, 소화기능 감소, 약물 복용 등 영양불량 초래

영양 권장량

국민들이 영양소 결핍으로 인한 질병의 발생을 예방, 건강을 유지하기 위한 전문가들이 과학적 근거를 토대로 성별과 연령군별로 설정한 각 필요영양소의 권장사항

식품군별 1일 섭취분량

연령 및 성별, 등에 의해 필요한 영양소의 양이 다름, 영양소 필요량을 충족시키기 위한 식사구성은 개인에 따라 달라진다.

식단작성시

영양권장량에 준하여 필요열량을 설정 각 군에 속하는 다양한 식품을 매 끼니마다 골고루 선택

20대를 위한 식상 구성안

다양한 식품을 제때에 골고루 섭취
정상체중을 유지

운동과 생활습관병

하루 30분 이상 주 3회 정도 생활습관병에 맞춘 적절한 유산소 운동

운동의 좋은 점

생활에 활력을 주며, 긴장과 스트레스로부터 보호, 호흡기를 튼튼하게 해줌, 체중조절, 혈압, 혈당, 정상으로 유지시킴, 각종 질환을 예방, 치료에 도움, 노화 예방

노화의 정의

시간이 지남에 따라 개체(organism)내 여러 변화들이 점진적으로 생리적 기능이 약화 되고, 외부 환경의 자극에 적응하지 못하게 되어 쉽게 질병에 걸리게 되어 죽음에 이르는 과정

노인의 영양섭취실태

식사량이 부족하고 균형 잡힌 식사를 하지 못해 영양불균형이 생기기 쉬움, 탈수도 빈번함

노인의 영양불량 원인

치아상태 불량, 감각의 감소, 경제 . 심리적 요인, 알코올 섭취, 약물 복용, 건강요인

장수를 위한 식생활

나이가 들어감에 따라 에너지 요구량은 감소, 단백질을 비롯한 대부분의 영양소 요구량은 변하지 않는다.

피부의 기능

보호기능, 흡수 분비기능, 체온조절기능, 감각기능, 대사기능

피부와 영양소

피부는 혈액으로부터 영양소를 공급 받음
음식물 섭취를 통한 영양소의 공급이 좋으면 피부조직이 정상적인 기능 유지
영양소가 결핍되거나 과잉되면 피부에 영향을 준다.

피부에 영향을 미치는 요소

흡연, 알코올, 카페인

피부와 모발건강을 위한 영양

모발의 구성성분은 케라틴 단백질 90% 18종의 아미노산으로 구성, 황이 함유된 시스틴이 많음. 알기닌, 메티오닌, 리신, 트립토판, 발린 등의 아미노산을 섭취

체중감량 방법

1달에 2kg을 감량, 체지방 감량을 최대화 하고, 근육손실은 최소화, 체중감량 후의 요요현상을 막아 감량된 체중을 장기적으로 유지, 식사요법·운동요법·행동수정요법을 병행·적용

저체중

정의 : 체질량지수가 18.5kg/㎡ 미만으로 낮은 상태

저체중인을 위한 체중증량 : 체중증량을 위해 고열량 섭취와 근력운동을 병행

건강의 개념

"건강이란 신체적, 정신적 그리고 사회적으로 완전하게 양호한 상태 이며 단지 질병이 없거나 허약하지 않다는 것만은 아니다"라고 정의

최근 한국인의 주요 사망원인 질환

최근 한국인의 사망원인을 성별로 살펴보면, 남자의 경우 악성 신생물(암)과 순환기계 질환이 총 사망원인의 각각 32%와 19%를 차지, 여자는 순환기계 질환에 의한 사망이 26%, 악성 신생물에 의한 사망이 24%를 차지

식생활 위험요인

현대사회에 처해 있는 정신적 스트레스의 증대

운동량의 감소식기호의 병폐로 오는 영양소 섭취 불균형

생활의 다양화

결식과 식사시간의 불규칙성

야채나 과일의 섭취 부족

범람하고 있는 각종 가공식품의 빈번한 이용 등

효과적인 체중감소 식이요법

균형잡힌 식생활
저녁식사시간은 되도록 이른 저녁 6시 이전
저녁식사량은 적게
규칙적인 식사를 하고 폭식을 하지 않음
음식은 천천히 오래 먹도록 함
식사시간 중에 다른 행동으로 인하여 음식 중추의 신경을 분산시키지 않는다.
고칼로리 식품자제
저칼로리 식품 이용하거나 평상시 섭취량보다 적은 소식
포만감을 주는 식이섬유 섭취 효과적
수분은 1일 2리터(종이컵 10잔) 정도섭취가 이상적이며, 절반은 식품에 있는 수분을 통해 섭취하고 나머지는 물이나 음료 섭취
짠음식에 길들여지면 싱거운 음식은 맛을 느끼지 못하게 되고 짠음식은 식욕을 돋구어 비만을 초래 하므로 담백하고 신선한 식단유지
인스턴트 식품 줄임
과당, 설탕 함량이 많은 청량음료, 카페인이 많은 커피, 콜라 등은 피한다.

음식별 칼로리량

치즈크러스트 피자1조각	540	메밀국수 1인분	530
칼로리 햄버거 1개	285	돌냄비우동 1인분	585
칼로리 프라이드치킨 2조각	420	돈까스 정식 1인분	960
감자튀김 1봉지	220	달걀 프라이 1개	112
딸기 쉐이크 1컵	296	인스턴트 군만두 10개	471
부대찌개(밥포함) 1인분	640	치즈 1장	66
비빔밥 1인분	640	초콜릿 1개	548
떡볶이 1인분	482	비스킷 2개	74
라면 1개	454	초코파이 1개	215
공기밥 1공기	300	아이스크림 1개	106
물냉면 1인분	520	요플레 1개	110
비빔냉면 1인분	578	건빵 12개	114
오므라이스 1인분	662	새우깡 1봉지	500
카레라이스 1인분	520	콜라 1캔	97
미트소스스파게티 1인분	625	다이어트 콜라 1캔	27
크림스프 1인분	164	우유 1컵	110
자장면 1인분	670	오렌지 주스 1컵	92
우동 1인분	385	홍차 1잔	0
짬뽕 1인분	526	블랙커피 1잔	5
볶음밥 1인분	692	커피+설탕+프림1= 1잔	38
유부초밥 10개	800	팥빙수 1인분	407

자료출처 : 청람「건강과 체형관리학」

수중운동

물의 부력, 수압, 저항, 수온 등 4개의 특성을 이용한 운동

- 부력 : 충격부담을 줄여주고 수압은 혈액순환을 촉진하며 물의 저항 때문에 빠른 운동은 어려우나 저항을 잘 활용하여 각선미를 만드는데 효과적
- 수온이 체온보다 높으면 : 땀을 많이 나게 되어 칼로리를 소모시켜 체중을 줄여줌
- 수온이 체온보다 낮으면 : 상쾌함을 주고 건강을 유지
- 비만 관리 시 수중운동은 많은 칼로리를 몸에 무리 없이 소모시키므로 규칙적으로 수중운동을 한다면 비만관리에 매우

요요 현상

① 요요 현상의 원인

- 요요 현상이란 살이 찔 때는 쉽게 찌고, 빠지기는 힘이 드는 현상
  → 또는 살이 찌고 빠지는 과정이 반복적으로 일어나는 것을 말한다.
- 생체내의 세포 하나하나 마다 인지된 자신의 체중으로 복귀하려는 작용

② 요요 현상 극복법

- 다이어트시 반드시 운동 병행
- 지속적인 식이요법 고수(변비예방차원에서 식이섬유 많은 음식 섭취)
- 식사는 소량 자주
- 칼로리 낮은 조리법
- 간식 자제
- 저녁 8시 이후음식 섭취 금지
- 물 충분히 마심
- 양질의 단백질 충분히 공급
- 식사 느리게 하고 먹은 음식 메모
- 밥은 적게, 부식은 많이 섭취
- 정서적으로 안정된 상태에서 즐겁게 식사
- 술이나 청량음료 삼가

우리 몸의 비밀

자신이 과체중이서 몸무게를 줄이고 싶다면 "몸무게를 줄이기"에 초점을 맞추면 무게를 더 줄여야 하는 상황을 끌어당기게 된다.

- 1단계 원하는 몸무게를 명확하게 정하고 마음속에서 완벽한 몸무게가 되면 어떤 모습일지 그린다.
- 2단계 반드시 이미 완벽한 몸무게가 되었다고 믿는다.
- 3단계 자신을 좋게 느끼고 기분이 좋아야 한다.(먹을 때 기분 좋게 먹고 먹는 즐거움에 몰입하고 신체가 완벽해 질수 밖에 없다고 확신)

체형관리 마사지의 효과

① 피부에 미치는 효과
표피의 노화세포제거로 피부 호흡개선
피부탄력 강화
혈액순환촉진
림프의 활동 강화
물질대사 개선
피부유연
② 근육에 미치는 효과
근육의 긴장완화
근육의 탄력성 증가로 관절의 가동범위 향상
근육내의 노폐물질 배출
근육부위의 조화로운 발달
③ 순환계에 미치는 효과
림프의 기능개선
적혈구 및 백혈구의 혈구증가
부종 제거 및 혈관의 활성화
혈액의 영양공급 및 순환촉진
혈액의 산소수용능력증가유도
④ 신경계에 미치는 효과
흥분 및 진정작용
반사 및 유도교정작용
통증완화작용
신경조직에 대한 혈액공급촉진
자율신경계의 조화
⑤ 신진대사에 미치는 영향
소화흡수촉진
뇨의 배설증가
변비의 치료증가
⑥ 심리적 효과
편안함과 유쾌함
스트레스 해소
⑦ 신체 불균형조절 효과
피부 표면의 자극법은 마사지를 받는 사람에게 상쾌한 감각을 준다.
또 주무르기, 압박법 등은 근육이나 피하조직에 자극을 준다.
⑧ 내장기능 회복효과
복부 마사지는 직접 복부의 혈액 흐름을 원활히 하여 위장 이외의 모든 복부 장기 기능을 좋게 하며 소화, 흡수를 촉진시킨다.
→ 등, 허리부위 마사지는 그 부위의 근육과로에서 오는 결림이나 통증을 제거할 뿐만 아니라 반사적으로 호흡기, 순환기 또는 각종 내장 기능도 좋아지도록 하는 효과이다.

마사지의 효과

① 피부에 미치는 효과
② 근육에 미치는 효과
- 우리 몸의 움직임
- 자세유지
- 관절유지
- 열발생

③ 순환계에 미치는 효과
④ 신경계에 미치는 효과
⑤ 신진대사에 미치는 효과
⑥ 심리적 효과
⑦ 골격의 기능
- 지지기능
- 보호기능
- 운동기능
- 저장기능
- 혈구형성

건강숙면을 취하는 방법

- **가능한 한 완전한 어둠 속에서 수면을 취한다.**
  → 침실에 약간의 불빛만 새어 들어도 생체 시계가 방해를 받고, 멜라토닌과 세로토닌을 자연적으로 생성하는 뇌하수체의 작용에 영향을 줄 수 있다. 빛을 차단하면 암의 발생 가능성도 낮출 수 있다.
- **탁상시계와 기타 전자제품을 침실에서 멀리 떨어진 곳으로 옮긴다.**
  → 이런 기기들이 반드시 필요한 상황이라면, 침대에서 최소한 3피트(약 90cm) 이상 떨어진 곳에 둔다.
- 알람 소리가 큰 시계는 쓰지 않는다.
  → 갑작스럽게 잠에서 깨어나는 것은 신체에 많은 스트레스를 주게 된다.
- 침실에서는 잠만 잔다.
  → 평소에 침실에서 TV를 보거나 일을 하는 습관에 젖어 있다면, 잠에 빠져들기도 그만큼 어려워진다.
- 가급적 일찍 잠자리에 든다.
  → 인체가 원기(특히 아드레날린 시스템)를 충전하는 작업의 대부분은 오후 11시와 오전 1시 사이에 일어난다. 또한 쓸개에서 독소를 방출하는 작업도 이 때 일어난다. 이 시간에 깨어 있으면 독소가 간에 남아있게 되며, 이에 따라 건강은 더욱 나빠진다.
- 잠들기 전에 뜨거운 물로 목욕, 샤워, 또는 사우나를 든다.
  → 늦은 저녁에 체온을 올려놓으면 잠들 때 다시 내려가 쉽게 청할 수 있습니다. 샤워를 마치고 화장실에서 나올 때 체온이 떨어지면, 인체는 이제 잠을 잘 시간이라고 판단하게 된다.
- 잠잘 때 양말을 신는다.
  → 일반적으로 발은 신체의 다른 부위들보다 가장 먼저 추위를 느낀다. 연구 결과에 따르면 양말을 신고 잠들 경우 한밤중에 깨어날 일도 줄어든다. 양말을 신는 대신 뜨거운 물이 담긴 물병을 발 근처에 둔다.

포만감을 주는 검은콩 다이어트 식단

- 동의보감에 의하면, 검은콩은 해독작용이 탁월해 부종을 내리는가 하면 혈액이 막힌 것을 통하게 하여 신장병에도 좋다고 한다.(특히 쥐눈이콩/항산화효과 뛰어남)
- 아침에는 미리 삶아 놓은 검은콩을 먹는 것으로 식사를 대신하고 점심에서는 나물위주식단. 저녁에는 현미밥 반공기와 한 두번 헹군 김치, 상추, 깻잎같은 잎채소를 샐러드처럼 먹으면 된다. 다이어트시 숙면이 전제되어야만 시너지 효과를 거둘 수 있다. (2010.9.9 여성중앙 내용 요약)
- '상체는 차갑게, 하체는 따뜻하게 하라'는 두한족열이라고 해서 동양의학 뿐 아니라 서양의학에서도 인정하는 건강을 위한 기본 개념이다.
- 따뜻한 성질의 식품을 섭취해서 혈액 순환을 극대화시키면 지방 덩어리 같은 노폐물이 혈액을 통해 돌아다니다가 하체에서 배출된다.
- 우리 몸의 상체에는 주요 장기가 많기 때문에 이곳으로 노폐물이 배출되면 몸에 해가 될 가능성이 크기 때문에 주요 장기가 없는 쪽인 하체를 따뜻하게 데워서 노폐물의 배출을 원활하게 하면 건강에 도움이 된다.
- 그래서 따뜻한 성질의 식품 즉, 양기식품이 중요한데 야채스프의 재료 중에서 무, 우엉, 당근이 양기식품이다.
- 반면에 무청과 표고버섯은 음기식품이지만 햇볕에 말리면 양성으로 변하게 되어 5가지 재료 모두 따뜻한 기운을 낸다.

  → 야채 스프로 만들어 드시면 효과 만점

마늘목욕의 방법과 효과

- 마늘목욕이란, 목욕물에 마늘을 넣어 피부에 "스콜진"을 흡수시키는 방법이다.
- 마늘목욕으로 기미·여드름을 없애고, 거친 살결을 윤택하게 할 수 있다.
- 목욕탕에 들어가면 전신의 모공이 열리는데 열린 모공으로 몸속에 유효성분이 스며들어가는 것이다.
- 목욕탕에서 나올 때 유효성분이 발산되지 않도록 찬물을 끼얹고 모공이 닫히도록 해주면 더욱 효과적이다.

참고문헌

- 식생활과 건강(파워북, 김선효외)
- 2010 국민건강통계, 보건복지부외, 2011
- 식약처
- http://www.foodnara.go.kr
- 식품의약품 안전처 "유해물질총서", 2010. 12
- http://www.mfds.go.kr/fm/index.do?nMenuCode=18
- 서울특별시 식품안전추진단
- 최신 개정판 식생활과 건강 / 효일
- http://bueb125.com.ne.kr/gongbu_1_41.htm
- 웰빙 식생활과 건강, 3판, 주) 라이프사이언스
- [출처] 제2편 식품학: (2-7) 식품의 분류 - 특수성분|작성자 풀섶
- 생로병사는 효소에 달려 있다 / 박국문 저
- 식생활과 건강 증진학, 김대진, 김현숙, 도명술 등저 / 유한문화사
- 현대인의 식생활과 건겅 개정판 / 한정순, 권수미, 김부영, 송은주 공저 / 지구 문화사
- 웰빙 식생활과 건강 3판 / 이건순 저 / 라이프사이언스
- 식생활과 건강 개정 3판 / 박현서 등저 / 효일
- 식생활과 건강 개정 3판 / 박찬성, 신승렬, 양경미 공저 / 대구한의대학교 출판부
- 식생활과 건강 / 김선효, 이경애, 이현숙 등저 / 파워북

김남연

김남연 한양대학교 보건학과 보건학 박사
EBS 피부과학 방송 강사 역임
내꿈을 펼쳐라 - 피부미용사편 한방미용학 강사출연
내셔널 토탈뷰티 콘테스트 대회장 역임
디지털 서울문화예술대학교 총장배 전국미용경진대회 대회장
디지털 서울문화예술대학교 토탈미용예술학과 학과장 재직중
피부미용국가자격시험 실기시험 감독

현대인들을 위한 **식생활과 건강**

초 판 인쇄 | 2014년 9월 15일
초 판 발행 | 2014년 9월 20일

저 자 | 김남연
발행인 | 조규백
발행처 | **도서출판 구민사**
(150-034) 서울특별시 영등포구 문래로 187, 604
(영등포동4가, 동서빌딩)
전화 (02) 701-7421(~2)
팩스 (02) 3273-9642
홈페이지 www.kuhminsa.co.kr

등 록 | 제14-29호 (1980년 2월 4일)
ISBN | 978-89-7074-964-8 93150

값 18,000원